循練行気の一

循気《じゅんき》と循気掌《じゅんきしょう》

入門・初級編

ごあいさつ

このたびは、本書を手にとっていただいたことに、心から感謝を申し上げます。

本書でご紹介するのは、いわゆる気功術にあたるものです。**循気**は自分で自分に気をめぐらせる健康法をさし、その拡張である**循気掌**は他者に気をめぐらせる施術法をさします。

これらの技術をひろく知っていただき、すえながく健康でいること、まわりの方々とおたがいに・いっしょに健康で「いあう」ことの助けとしていただくことは、私にとって大きな喜びです。

『循気と循気掌』は、循練行気《じゅんれんぎょうき》（＊）学派の一科目として大きな位置を占めるもので、その習得コースには初級・中級・上級・特級と四つの課程があります。そして本書では、初級コースでお伝えする全内容（でありそれ以上）をご紹介します。

何事においても、初級はいちばん大切な段階です。基礎と呼ばれるものには、永年の経験から得られた「結論」が詰まっています。初めに習うことは、その後ずっとお付き合いしていくもの、その後の応用がなりたつ土台であり、また基礎を高め・深めていくことでこそ技能の全体が熟練にいたります。いってしまえば、基礎を続けていれば上達していけますし、独自の発想・応用・展開をも可能にしてしまいます。

『入門・初級編』である本書の内容を身につけたなら、あなたは施術までをまかなうに充分な、もしくは充分以上の技術をもつ「気の使い手」です。

気・気功術というものは、現時点では信じていない方々も多くおられ、信じているとしても「よくわからない」という方々が絶対多数でしょう。ですが本書をとおして、気というものを理解し、気功術がじつは思いのほか簡単であることが分かっていただけます。それは明確な理論と方式があるからです。

経験則をおもな頼りとする方法では、「これか!」とか、「できてる!」といった実感がないままの継続に耐えながら、多くの時間を費やせるだけの信念の強さとその持続が要され、よって限られた人だけが体得できるに留まります。ですが体系化された理論が知識の裏付けとしてあり、それが適用され構築された方式をとおしたなら、再現性が極めて高いものに、実感と体得がじつに早いものになります。

事実、生徒さんから、「これほど詳しく教えてもらったのも、これほど腑に落ちたのも初めてです」とか、「気功の先生について何年もかけて覚えることを初級で教えてもらえる」などのお言葉をいただきます。実感が早いため、おもしろい・楽しい、とのご感想もいただきます。とても嬉しいこと、何よりのことです(生徒さんの練習台になっているときなど実際にできているのを感じて私がはしゃいでしまいます)。

また体系化された理論は、新たな発想をうながし、ひろく応用・展開していく起発点になります。本書でえた知識から習得・上達するだけでなく、あなた自身が発想し、独自の**循技**《じゅんぎ》（気のめぐらせ方）をあみだしていくことも可能だということです。

循気は瞑想術としても活用でき、ヨガや瞑想をされている方にも併せて用いていただけます。また、整体などのお仕事をされている方でしたら、循気掌をご自身の施術に組みこむ・溶けこませることも、施術メニューの項目として加えることもできます。

そして何よりも、私たち人類のみんなにとって、こうした技術が「日常にある普通のもの」になることを心から、嬉しい気持ちで願っています。

寧寿屋《ねすや》　循練行気《じゅんれんぎょうき》研究会　主宰　香取大志《かとりひろし》

（＊）循練行気 ＝ **循気**、対をなす**練気**《れんき》、それらを統合した**行気**《ぎょうき》の総称。それぞれを拡張した循気掌、ＧＨＥＮＫＩ《ゲンキ》、行気行《ぎょうきぎょう》・不食常《ふしょくじょう》も含めていう。

循練行気の一　**循気と循気掌　入門・初級編**

もくじ

ごあいさつのつづき

私たちのみらい・気功術のみらい

昨今は、世の中にヒーリングへの関心が高まって久しく、またヒーラーと呼ばれる人々も増え続けています。

これは二つのことを意味しています。ひとつは、現代社会とその中での暮らし方が人々を疲弊させる傾向をもつものであること。もうひとつは、私たちが向かっている未来の社会ではヒーリングが特別なものでなく一般人の誰もがおこなう常識的なものになっている、ということです。

私が望み、思い描き、実現可能だと確信している未来社会の人々には、さまざまな特徴があります。みんなハッピーである。おたがいに・いっしょにハッピーでいるだけの価値観を共有し、それが反映された在り方で生き、関わり合い、暮らしている。科学と技術がおおいに進んでいる。貨幣経済から脱している。などなど。

他にもある多くの特徴であり側面のひとつとして、「気というものを誰もが科学的に理解している。そして日常的に利用している。そして健康である」という点があります。科学が進んでいった結果として、気というものの実態が解明され、気と私たちの関係を知っている・役立てることが常識になっている、ということです。

循気と循気掌を知る人・活かす人が増えることは、それに付随する世界観・価値観の共有がすすむことにも繋がり、そんな社会・人々に、私たちが成っていく道すじのひとつだ、と私はみなしています。

もちろん世の中には、伝統的な気功術や、レイキ、アクセス・バーズなどの素晴らしいエネルギーワークがあります。私たちの適正や好み、さらにご縁は人それぞれですから、自分にあうものを身につけ、活かしてゆくのがよいと思います。また、それらの異なる技術は補完しあうこともあり、ゆくゆくは融合するでしょう。

循気と循気掌をして、そうした技術のひとつとして皆さんに役立てていただくこと。そして「誰もが気を知り・利用している世界」に私たちが成っていくお手伝いとなること。それは私がライフワークの大きな一端とするものです。

筆者がたどった経緯 ～ 循気と循気掌ができるまで

ここで参考までに、私がどのようにして循気と循気掌を創出・体系化するに至ったかをザッとお話しさせていただこうと思います。

二〇一〇年の春に、私は「ＧＨＥＮＫＩ」というフィットネス術を体系化しました。姿勢・呼吸・意識をもっとも重視し、さらに独自の運動法を加えた、非常に効果性の高いメソッドです。ヨガみたいでもあり武術みたいでもある、と言われることがしばしばあります（後続巻『練気とＧＨＥＮＫＩ』で詳しく）。

年月がたって二〇一七年の夏に、ふと頭をよぎったことがありました。「ＧＨＥＮＫＩでやってることは内気功（自分に気をめぐらせる気功）と通じるな」振り返ると、なにを今さら、と思うぐらいのことでしたが、このときようやく明確化・言語化されました。そして同時に、

「じゃあ外気功（他者に気をめぐらせる気功）もできるようになっちゃおう」

と決めたのでした。

私はむかしから気というものを信じていましたし、若いころ自分の手から気がでるのを感じて遊んでいた時期もありました。また「もみほぐし」の心得もあり、中国人の方から「気功みたいに感じる」と言われたこともありました。外気功を身につける、という発想も「今さら？」といった感があるにはあります。

私はいろいろなことを我流でするのを好みますが、外気功となれば人様のカラダに関わる、生兵法は危険だろう、ここは流石に我を捨てて勉強しよう、と思いました。

気功術がメディアで流行ったのは、たしか一九九〇年代の前半。最近の本は見つかりそうもないので古本を探しまわりました。気功術の本、気功術ではないけれど関連

しそうな本、DVD付きの本、など。読みあさった二〇冊あまりの中には、参考になる点があるものの、まったく参考にならないもの、ウサン臭いものもありました。

もちろんインターネットでも検索・調査しましたし、一度だけですが気功術の先生を訪ねていったこともあります（ご近所の方々と交流しながら教えておられる素晴らしい方でした）。「仕事中に気を流す練習ができるかも」と、もみほぐしのアルバイト（二十年ぶり）も始めました。

そうしている間ずっと、考えていたことがあります。

「そもそも、気ってナンなんだろう。ナニをしてくれるから健康にいいんだろう」

気とは何か、どんな原理によって働く・作用するのか、それを教えてくれる情報源はまったく見つからなかったのです。

そんな折りの、ある夜更け。静けさのなか座椅子に座っていた私は、ふと右手で、右脚の太モモに触れると、とても・とてもかすかな、粟立ちのようなものを感じることに気づきました。その粟立ちは、右脚の太モモの、右手が触れている箇所から発して、右足の爪先まで伸びています。

「なんだこりゃ。うっすらビリビリしてる。これが気か？　まっすぐ同じ側の爪先に流れて、他の方向には流れてない」

もしかしたら、と思い、右手を左肩におくと、粟立ちは左手の指先まで伸びました。

胸の中央・首の下におくと、粟立ちは顔面をとおり脳天に流れます。

「表面をつたって、いちばん近い末端に流れていく！　つまり電極だ、これは電気の性質だろう」

丹田（下腹部の中央）に触れると、予想どおり、両足の爪先、すなわち等距離にある二つの末端にむかって、両脚の内側をつたっていきます。

「これは、おもしろい」

気を解釈するための最初の手がかりが得られました。

先回りして言ってしまうと、気とはまさしく電気現象で、こちらが**なにも考えていない場合**には単純に、いちばん近い末端へと流れていくのです。

まもなくして、最大の発見がありました。正確には、そう言いたくなるほどの確信であり「最大の解釈」です。

「僕たちは素粒子でできてる。素粒子は波の性質ももってる。その波だ。しかも広い範囲に伝わる波だ」

私は結局、昔から好きでかじっている物理学の知識から閃きを得たのです。そして「浄整」と名づけることになる驚くべき基礎作用の説明がするすると構築できました（後ほど座学で詳しく説明します）。さらにそこから、

「気が流れて悪いことは起こらない。生体活動にとって都合よいことしかないんだ」
という結論（後ほど詳しく）が導きだされ、つまり、
「人様のカラダへの影響について何も心配する必要がない」
というわけで、気功術に関する資料を探すのもやめてしまいました。

それから数ヶ月後、気の流し方についてなんとかコツを得ようと試行錯誤する日々のすえに、ある方と出会いました。

いわゆる「視える人」で（私はそういう方々とのご縁が多いほうだと思います）、そういう人によくある傾向として、気の流し方を心得ていました。その方から教えていただいたコツは非常によい参考になりましたし、その後も情報交換のよい話し相手としてじつに有難い存在でした。

さらにその後、私はそれまで住んだ東京を離れ、熊本県の山のうえで移住者たちが集落をなしている「サイハテ」というエコビレッジに住むことになりました。畑をやる人、建物を修繕・改装する人、工芸・芸術・狩猟などなど、さまざまな特技をもつ人々が暮らし、さまざまな活動におたがいが参加する日々はすばらしい経験の連続でした。

ある日、そのサイハテで事故がありました。ボランティアとして滞在していた青年

のひとりが建物の改修を手伝ってくれていたとき、大ハンマーの頭がぬけ、彼の右足の爪先に落ちたのです。私はその場におらず後ほど知りましたが、当の青年はほんとうに痛そうにビッコをひいて、

「足の指が折れてるかも知れん。折れてなくてもヒビかな……」

と言っていました。

「明日がこわいわ。腫れあがって激痛になるやろな」

とも。

そこで提案してみました。

「気を流してみようか？　一五分ぐらい。少なくとも悪化することはないよ」

ものは試し、ダメで元々、と思ったかどうか、青年は思いのほか素直に、

「はい、お願いします」

と答えたので、じゃあ、と私はイスをひいてきて彼に座ってもらい、私は床に座って、ケガをした爪先をはさむように両手をかざしました。すると、

「お？」

と青年が言いましたが、私はそのまま続け、彼も静かに座っていました。

一五分ほどして終わりにすると、青年が教えてくれました。私が手をかざした瞬間に、ケガをした箇所が「カチッ」となる感じがした、というのです。

「マジで？　ほんとに折れてたのかもね。それが噛み合ったのかも知れない」と驚きましたが、同時に、気を流せていることをはっきり確認できた初めての体験でした。

翌日、青年の爪先は肌に赤味をおびながらも腫れておらず、また激痛にもなっていませんでした。

今日もやろうか、ぜひ、となってまた一五分。すると青年が、

「あれ？　痛くない！　痛くない！」

と言いながら、床をダンダンと踏みつけだしました。さすがにそれは治癒を邪魔してしまうと思い、

「おいおい、それはやめときな。悪化したら僕の信用問題になる（笑）」

それからは、他のボランティア滞在者さんや住人、ゲストさんにも、数件の施術をしない日はないに等しい月日でした。疲労している、体調がわるい、負傷した、ただ興味がある、理由を問わず喜んで応じました。そうしながら私なりの施術の行程がかたちづくられていき、発想につぐ発想があっては新しい循技ができていきました。

サイハテには五年半あまり住まわせてもらいましたが、さまざまな経験や分かち合いと並んで、気功術に熟達していくための最高の環境だったと思います。住人が活動

し、たくさんの人々が訪ねてくる村で、ザッと見積もっても三〇〇〇回は施術の機会をもったはずです。同時に、物理学や人体についての勉強を進めていくことで理論と方式もさらに確固たるものになっていきましたし、今も研究を続けています。

そうして経験を重ねていくにつれ、心身にツラさをもつ方に自分で気をめぐらせる方法をお伝えさせていただくようになり、自然派のイベントで施術出店させていただくようになり、ご要望に応じてワークショップを開催するようにもなっていきます。

その時のための名称も、すでに決めていました。

内気功にあたるものを**循気**とし、外気功にあたるものを**循気掌**とする。

神秘的でも仰々しくもなく、身近で、気軽で、ただ「気を循《めぐ》らせる」ことに価値をおく術。

気、そして気功術とはそういうもの、ということは、本書を読み進めていただければ最初の座学で明らかになるはずです。

循気と循気掌・初級コースの一日めは、全課程のなかでも座学の内容がとくに多いものですが、どうかお付き合いくださいませ。もちろん気軽に。

あなたと語っていくこと、楽しみです。

循気と循気掌　初級コース

一日め

座学　**気の理論**

実技　**循気の実践**

一日めの座学 ― 気の理論

一日めの座学では、私自身もずっと抱いていた、二つの根本的な疑問を説き明かしていきますよ。ひとつは、そもそも「気ってナニ？」という疑問。もうひとつは、それで「気ってナニをしてくれるの？」という疑問です。そして、それらに関連・付随する事柄もあわせて解説します。

書籍の利点として、授業では時間がなく言及できない部分も網羅しています。情報量が多いと思いますが、今日の座学での内容を**頑張って憶えようとする必要は全くありません**。「いちど聞いたことがある」程度の記憶でよいのです。その程度の記憶をもつために、ぜひいちど読んでください。印象に残るところはもちろん憶えているでしょうし、あとで思い出して役立てる点もあるでしょう。確認したいことがあればいつでも読み返せばよいこと（理論は後でよいという方は実技が先も可）。

一日めの座学での目的は、理論そのものを理解すること以上に、①気・気功術には理屈がある、②気は神秘的なものじゃない、③むしろ私たちにとってものすごく身近（どころじゃないほど身近）なもの、ということを**知る・感じる**ことにあります。

ひとつ、心に留めておいてください。理論がのべる内容が真実かどうか、それは誰にも分かりません。理論とは「解釈の体系」です。とても有名なアインシュタインの相対性理論だっておなじ。「こう解釈すると、実際の現象とつじつまが合うね、こういう数式ができるね、それで予測・的中・適用できるね、論理を展開してさらに広い範囲の事柄と統合できるね」などとして拠りどころにされるもの。実験ででる証拠との整合性から今のところ信じられている、よって理論と呼ばれるに留まるもの。

ここでの気の理論もそうです。つじつまが合う、だから拠りどころになるし私には真実と思われる「現時点で可能な最も誠実かつ最善の説明」です。そしてもちろん、今後さらに精密になる、修正・更新される、などの余地をもっているものです。

それを踏まえてご一緒ください。あなたも納得するもの、納得する部分が多いものなら嬉しいかぎりです。前置きが長くなりました、始めましょう！

私たちってナニ？ その一

気について語る前に、私たちについて見ていきましょう。

私たちを含めてすべてのモノは、とても小さな**分子**で構成されています。

例えば、水は水の分子の集まりで、分子ひとつだけでも水の性質をもっています。物質の最小単位が分子です。

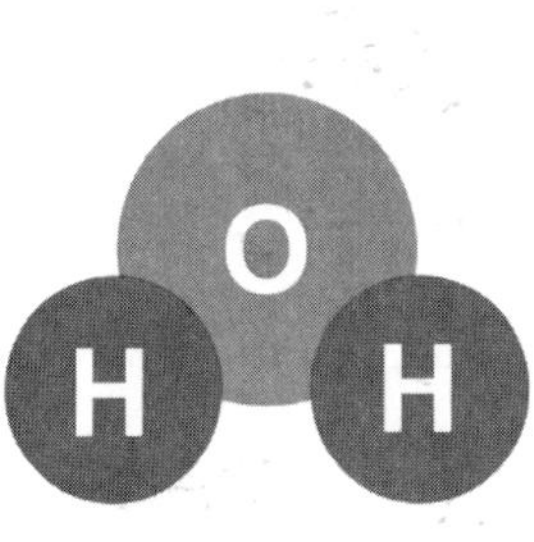

図 1-1. 水の分子
H-O-H が結合し水の性質をもつ。

その分子は、**原子**で構成されています。分子がどんな物質なのかを決定する材料であり、その意味では元素とも呼ばれます。

例えば、水の分子（H_2O）は、水素原子（H）が二つ・酸素原子（O）が一つで構成されています。これらがバラバラになると、もう水ではなくなり、水の性質もありません。

物質の性質が決まる要素の最小単位が原子です（鉄のように原子一つで成立する「単原子分子」もあります）。

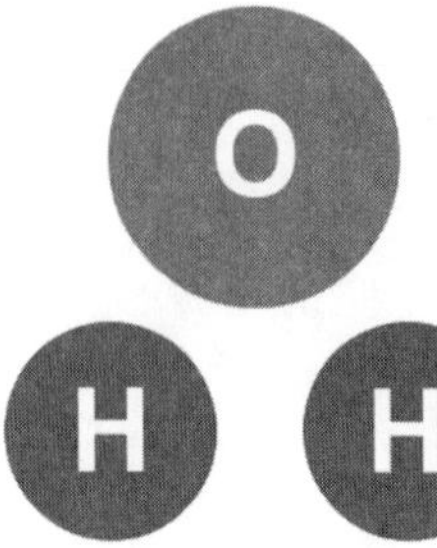

図1-2. 水の分子を構成する原子
バラバラで水の性質はない。

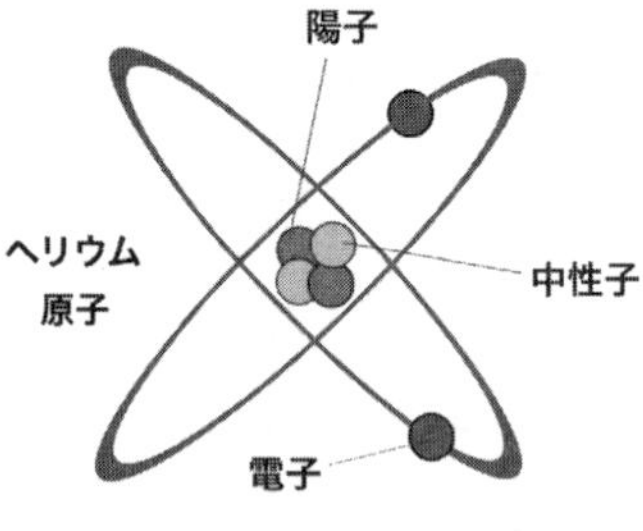

図1-3. 太陽系モデルで描写したヘリウム原子

では、原子もまだ何かの組合せ？　というと**原子核**と**電子**で構成されていますね。

学校の教科書や電子機器関連のデザインなどで、私たちがよく目にする描写法を「太陽系モデル」といいます。

さらに、原子核は**陽子**と**中性子**に分けられます。陽子はプラスの電荷（電気エネルギー）をもち、周りを回っている電子はマイナスの電荷をもち、中性子は電荷ゼロです。

基本的に、原子は陽子・中性子・電子がおなじ数で成立すると考えて大丈夫です。上図のようにヘリウム原子なら二つずつ、酸素原子なら八つずつ、といった具合。
すべての原子はこれら三種の粒子の組合せで、原子核の**陽子**とまわりの**電子**がおたがいの**電荷で引きつけあい釣り合うことで一つの粒子として安定**しています。

これらの小さな小さな粒子は、もっと分解できるのか。というと、陽子と中性子はどちらも**クォーク**と呼ばれる粒子が三つ組み合わさったものです。アップクォーク・ダウンクォークの二種で、陽子はアップ二つ・ダウン一つでできていて、中性子はアップ一つ・ダウン二つでできています。

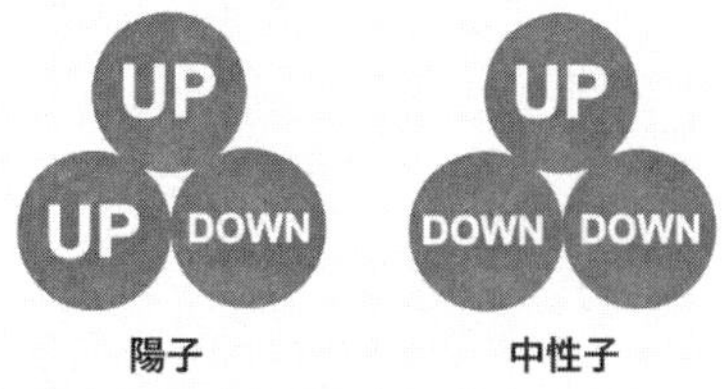

図 1-4. 陽子と中性子のクォーク構成

クォークは、それ以上に小さく分解することができない、と考えられています。また電子も、それ以上に小さく分解できません。これらのように「存在の最小単位」とされるものを**素粒子**といいます。

ここで、ひとつの結論が導きだせます。
万物がそうであるように、**私たちは素粒子でできていると**いうことです。

私たちってナニ？ その二

陽子・中性子をつくっているクォーク、および電子は、**物質の材料になる素粒子**です（フェルミオンと総称されます）。

その他に、**力を伝える素粒子**があります（ボソンと総称）。

前述のとおり、陽子はプラス電荷、電子はマイナス電荷をもって引きつけあっています。電気エネルギーから発揮される力は**電気力**です（＋＋や－－なら反発）。

そして電気力は、磁気力と現れ方が異なる同じものとして統合されており（マクスウェルの方程式による）、それらをあわせて**電磁気力**といいます。

電磁気力を伝えるものは**電磁波**です。

あれ、素粒子じゃないの？　と思ったあなたは正しい。すべての素粒子は波の性質ももっています。物質の材料になる素粒子であるクォークや電子も、じつは波なのです（物質波。または提唱者の名からド・ブロイ波）。

その逆も然りで、電磁波にも粒子としての性質があり、そちらに着目する際には別の名前で、**光子**と呼ばれます。

そう、私たちの網膜にとらえられ、私たちがモノを見ることを可能にしてくれている光の粒子のこと。そしてその粒子・**光子は電磁波**なのです（補足：磁石が引きつけあう・反発するのも光子・電磁波のやりとりによるものです）。

さて、陽子と電子のあいだでは光子・電磁波がやりとりされ、両者は引きつけあっています。その姿は、引力で引っぱりあっている太陽系の天体のそれと通ずると同時に、超々極小の領域なりの振舞いをともなっています。

電子にも、波の性質があります。しかも陽子・中性子とちがい単体かつ非常に軽いので広がりをもつ性質がつよく、太陽の周りを地球がまわるように明確なひとすじの軌道をもっていません。私たちに馴染みがある「太陽系モデル」は原子の構成を解りやすく表した便宜上の描写法で、実際の有様はこれと大きく異なります。

一つの電子が、ある瞬間に・どこに在るかを予測することはできず、観測して初めて明確になります。観測していないあいだは、**存在することが可能なすべての位置に在る**のです。その存在点は確率で、または相対頻度であらわされ、確率・相対頻度が高いほど濃く・低いほど淡く、おぼろげな描写になるので**電子雲**と呼ばれます。

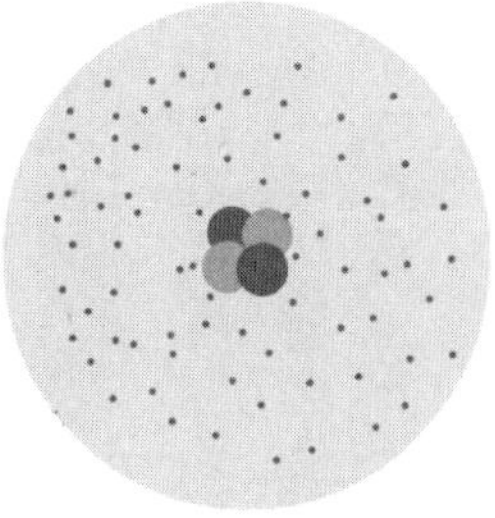

図 1-5. 電子雲

原子核からみて、電子が存在する確率ゼロ、もしくは観測を何回しても存在する頻度ゼロなのが、その原子の外面であり大きさ、ということになります。

そしてこれは、**原子核と電子は**常に、毎瞬間、**全方向**

から電磁気力をやりとりしていることを意味します。

ここでまた、ひとつの結論が導きだせます。

原子は電磁波で満ちている。

すなわち、**私たちは電磁波で満ちている**ということです。

原子の大きさの九九・九九九パーセントは空間と考えられており、そこを電磁波が満たしているのですから、もはや**私たちは電磁波**だと言ってもよいでしょう。

原子核と電子・電子雲は、電磁波のツブツブを造るためにある、という見方もできます。さらに言い換えるなら、ロマンチシズム抜きで、私たちは光で満ちている・光そのもの、でもありますね。もちろん、万物がそうです。

ちなみに、存在しうるすべての位置に同時に在り、フタを開けたら一点に在る、という電子の特性は、量子コンピュータの原理として技術応用されていますね。

それにしても、自分は電磁波で満ちた電子雲の袋が無数に集まったもの、と考えると急に全身ブドウみたいになった感じがします。

電磁波いろいろ

電磁波ときくと、有害なモノ、という認識をお持ちの方が少なくないと思います。送電塔や電子機器、電化製品から発される電磁波の話はよく耳にしますから仕方ないことだと思います。それらが発する電磁波には、確かにいかばかりか私たちに支障をともなう作用があります。ですが電磁波には種類、というより周波数帯によって多様な特性があり、異なる名称で呼ばれるものでもあります。

それら電磁波の諸面を、ザッと見ていきましょう。

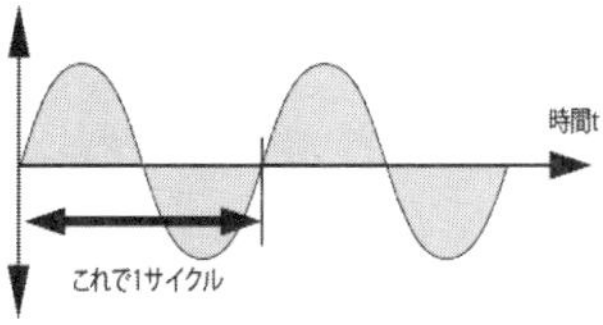

図 1-6. 周波数＝振動数＝サイクル数
上下の波なら上→下→元の高さで１回。
円運動・螺旋運動なら１周すると１回。
（筆者は電磁波の動きが実は螺旋だろうとも考えている）

画像は https://www2.panasonic.biz/jp/basics/electric/electricity/frequency/ から拝借。

私たちが光と呼ぶものと同一である電磁波は、（真空中での）移動速度が光速・秒速にして約三〇万キロで不変です。その一秒間に波打つ回数を**周波数**（または**振動数**）といい、ヘルツ（Hz）という単位で表します。一秒間に一〇〇回なら一〇〇Hz、一万回なら一万Hzまたは一〇キロHz、という具合。同じ距離を進むあいだに波打つ回数が多い、つまり周波数が高いほど、高いエネルギーをもつ電磁波です。

また、一つ一つの波の長さ・**波長**は周波数と反比例する関係（周波数が二倍なら波長が半分）にあります。

波長	周波数	呼び名	特性・用途
1 km	300 kHz	長波	船舶通信
100 m	3 MHz	中波	AMラジオ放送
		短波	
10 m	30 MHz	超短波	FMラジオ放送 (アナログTV放送)
1 m	300 MHz	極超短波 〉電波	地上デジタル放送
10 cm	3 GHz		衛星放送・電子レンジ・携帯電話
		マイクロ波	
1 cm	30 GHz	ミリ波	レーダー 
1 mm	300 GHz	サブミリ波	電波天文学
10 μm	30 THz	遠赤外	ヒーター
		中間赤外 〉赤外線	サーモグラフィ
1 μm	300 THz	近赤外	赤外線リモコン
700 nm	400 THz	赤	
		緑 〉可視光	OISTER
360 nm	800 THz	青紫	
100 nm	3×10^{15} Hz	近紫外 衛星紫外 〉紫外線	日焼け・殺菌・半導体製造
10 nm	3×10^{16} Hz		
		X線	レントゲン写真　すざく衛星
		〉放射線	PET診断
10 pm	3×10^{19}Hz ~	ガンマ線	Fermi衛星は2 $\times10^{24}$Hz以上を観測

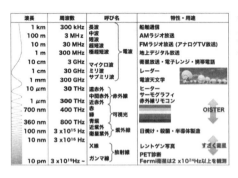

キロヘルツ (KHz)　1,000 = 1千
メガヘルツ (MHz)　1,000,000 = 100万
ギガヘルツ (GHz)　1,000,000,000 = 10億
テラヘルツ (THz)　1,000,000,000,000 = 1兆

図 1-7. 電磁波の波長・周波数と名称および特性・用途

左表は http://www.hp.phys.titech.ac.jp/yatsu/1FGL2339/img/elemag_waves.pdf を拝借し修正。

左上の表をご覧ください。電磁波のなかで周波数が低い(波長が長い)ものは、**電波**として通信に利用されています。電波のなかでも周波数が高いマイクロ波は電子レンジにも利用されます。ここで興味深いのは、**電磁波は情報を運ぶことができる**という特性でしょう。高エネルギー、つまり高周波数であるほど多くの情報を運べます。

周波数があがっていくと、**赤外線**と呼ばれる周波数帯に入り、**遠**赤外線・**中**赤外線・**近**赤外線となり、ついに私たちの目に見える**可視光線**になって、赤・橙・黄・緑・青・藍・紫だと認識される周波数帯をへていきます。これら赤外線と可視光線は、私たちに無害な電磁波です。

さらに周波数が高くなると、また私たちの目には見えない**紫外線**になります。電磁波は、周波数が高いほどモノに干渉・作用しますが、紫外線ぐらいになると私たちの肌にも作用し、プラスチックを劣化させたりもしますね。殺菌に使われるほどで生物に厳しい光線ですが、私たちの体内でビタミンDが生成されるのは紫外線のおかげです。

その先になると**放射線**と呼ばれ、エックス線は骨を透過せずに吸収されるのでレントゲンなどに、もっとも高い周波数帯にあたるガンマ線も放射線治療などに利用されています。もちろん放射線も、生物がむやみに浴びて得するものではありません。

万物が温度として発するもの

電磁波は、電荷（電子・陽子など）の運動でうまれ、発されます。電流は、電荷そのものの集団的な移動・流れです。なので電流があるところ電磁波が放出されます（電磁波・電流と名前が似ていて紛らわしいですが別モノ。どちらも電気現象に含まれます）。

さて、素粒子は波の性質をもっていますが、原子、分子、物体、と規模が大きくなるほど波の性質は見えないものになっていきます。私たちもふだん自分が波であるとは感じませんよね。ですが、原子・分子ぐらいなら振動性が残っています。

その振動の運動エネルギーは、内部でグルグル動く電子の運動に加算されてのことでしょう、熱エネルギーになり、その熱をともなう電磁波として放出されます。これを熱放射といい、つまり、**すべてのモノはその**（種類および）**温度に対応する周波数の電磁波を発しているの**です。

鉄が熱く・アツ～くなると赤く灼けますが、それは高温により分子が激しく振動し、放出される電磁波の周波数が可視光線の域まで高まった、ということ。電球が光るのも同じ原理です。赤い炎より青い炎のほうが熱い、というのも、その高熱が周波数の高さ・色にあらわれています。

私たちにとっては冷たいものでしかない氷でも分子は振動していて、その温度なりの電磁波を発しています（振動がなくなるとしたら温度もない。つまり絶対零度です）。

そして、私たちも例外でなく、電磁波を発しています。もちろん、体温に相当する周波数の電磁波です。

気ってナニ？ その一

ようやく、気についての話ができます。いや、ずっと気の話ではあって、私がなにを言いたいかはもうお判りでしょう。

私たちが**気**と呼んでいるものは**電磁波**です。私たちを常に満たしていて、私たちが常に放出している、まさしく力の源・すなわちエネルギーであるもの。

じゃあ、どんな電磁波なのか。私たち生物に害があるわけがないですから、赤外線か可視光線になりますね。そして（少なくとも大多数の）私たちには視えないもの、となれば赤外線の範疇におさまる周波数帯の電磁波です。

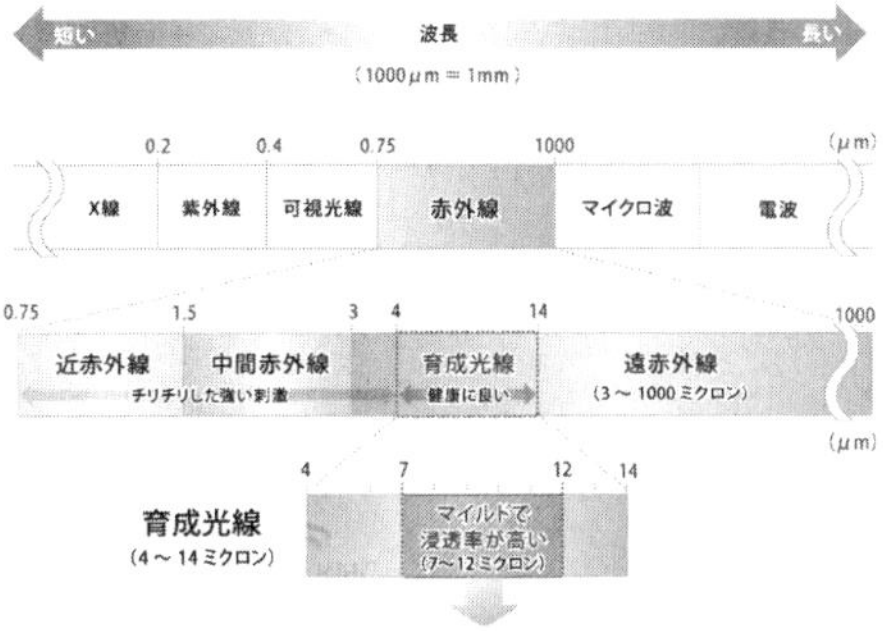

図 1-8. 育成光線の波長
画像は https://taisya.net/sauna/sauna1/ganban_ensekigaisen.html から拝借。

太陽は、幅広く電磁波その他を放出しています。内訳では、ガンマ線・エックス線は太陽自体の内部で吸収されてしまうので近ゼロですが、紫外線が約七パーセント、可視光線が約四七パーセント、赤外線が約四六パーセント、電波はまた近ゼロです。紫外線のほとんどはオゾン層や大気で吸収されますから、地表で私たちが浴びる日光はほぼ全部が可視光線と赤外線になります（うまくできてるもんです）。

そして遠赤外線のなかに、**育成光線**（または**成長光線**）と呼ばれる周波数帯の電磁波があります。名前から判るとおり、生物にとって無害どころか極めて有益な電磁波です。

波長が一四～四ミクロン、周波数なら約二一・五～七五テラHzの育成光線は、日光にふんだんに含まれています。周波数が低く・透過性が高く、私たちの皮下四〇㎜にまで達し、その照射は私たちのカラダを構成している分子に強い共振作用をおよぼします。

その共振が、よいのです。**私たちの体温と対応する周波数帯**だからです。体温三六・五℃の健康体が発するのは波長九・六ミクロン（周波数三二・二五テラHz）、まさしく育成光線に属する電磁波です。

日光浴がカラダによいのは当然と思えることですが、経験則を離れ、解析することで、改めてその理由を知ることになりますね。例えば、生体が不活発（＝低体温）などきなどに浴びるなら、単に温めてくれるだけでなく、カラダの分子が共振して自立的に体温を維持し、健康な状態でいられるように調整してくれるわけです。

ただし実際は、太陽が私たちのためにそうしてくれているのではありません。そんな**太陽光という環境条件**があるから、それ**を利用して発生し・生存し・存続しているのが私たち地球上の生物**なのだ、ということです。もし、大気中に酸素がない星があり、そこにガソリン蒸気が多く含まれるなら、ガソリンを燃焼させて活動する生物が発生するかも知れません。

さらには、私たちも自らが育成光線を発しているのですから、たがいに触れ合うことが健康によいのも改めて当然ですね。

ちなみに朝方・夕方は、日光中の育成光線の割合が高くなります。（景色が赤いのと同じく）通過する大気がブ厚く紫外線など高周波数の光線がより吸収されるためです。

気ってナニ？　その二

育成光線をもって「これが気です」という結論づけで締めてよいとも思いますが、

他にも気として含めておきたいものが二つあります。

ひとつは、**静電気**です。循気・循気掌をしていると、とくに手のまわりに見えないモヤのようなものを感じます。また、こちらの手と受術者さんとのあいだがジリジリしたり、ときおりピリッとした感覚があります。いわゆる静電気のパチパチで、自由電子が放電し、こちらから受術者さんに移動するものと考えられます。

発生の原因について二点ほど可能性が考えられるも本書では省略しますが、気功の施術中に静電気が発生する、と報告する実験結果も実際にあります。

もうひとつは、**生体電流**です。私たちの体内では、神経細胞や筋細胞などが電流を起こします（正確には「活動電位を発する」といいます）。それによって情報が伝達されたり、筋肉の収縮その他の状態が調整される、などの働きがあり、脳波計や心電図はこうした電流を検出する機械です。

気である電磁波・静電気に刺激されることで神経細胞や筋細胞がなんらかの反応をすると考えられ、さまざまな気の作用（後述）からもそれが見てとれます。

受術者さんのとても代表的な体感に「温かい」と「ピリピリ・ビリビリする」があるのも、育成光線・静電気・生体電流に由来する、と判断してよいでしょう。

気は操縦できる

おもしろい実験があります。米国のディーン・レイディン博士という人のチームが二〇一二年の論文で発表したものです。

まず、「二重スリット実験」という量子力学でよく知られる実験があります。光子や電子を発射し、二つの隙間（スリット）を通ったあと向こう側の壁にどう着地するかを確かめるもので、この実験で素粒子が粒子・波動どちらの性質も同時にもっていることが判ります。

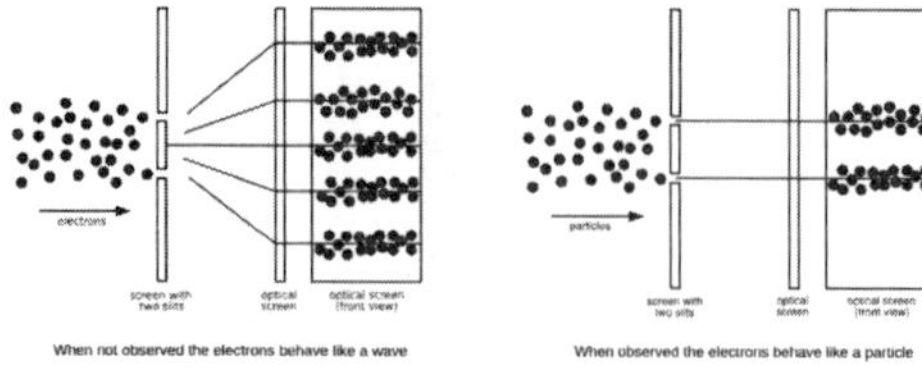

図 1-9. 二重スリット実験の模式図
粒子は、観測されていなければ波（左図）として、観測されていると粒子（右図）として振る舞う。

画像は http://www.turingfinance.com/promise-of-computing/ から拝借。

レイディン博士らは一般から二五〇人の参加者を集め、これを応用した実験を行いました。

発射された光子が二つある隙間のどちら側で後ろの壁に着地するかを参加者に意識していてもらうと、左右の着地する割合に明らかな片寄りが認められ、全員で同様の結果がでたとのことでした。また

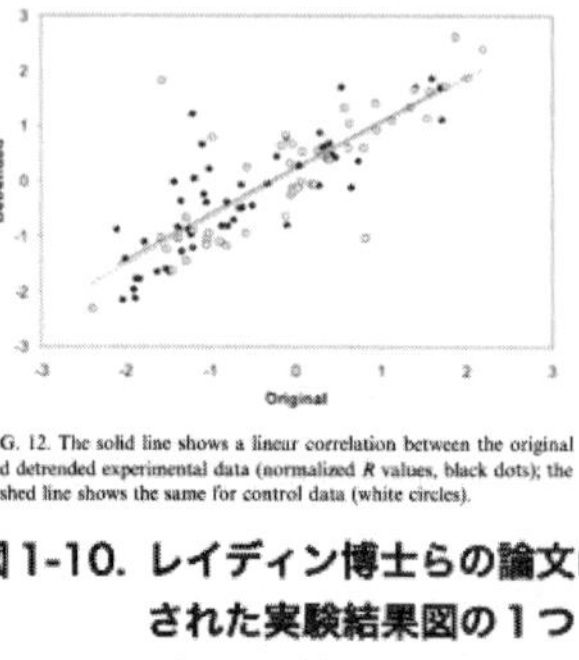

FIG. 12. The solid line shows a linear correlation between the original and detrended experimental data (normalized *R* values, black dots); the dashed line shows the same for control data (white circles).

図 1-10. レイディン博士らの論文に掲載された実験結果図の１つ

https://www.researchgate.net/publication/258707222_Consciousness_and_the_double-slit_interference_pattern_Six_experiments から抜粋。

参加者が意識を向けていないときは、波の性質による干渉縞の模様になっていた、というのです。

まとめると、電磁波は、

① 意識を向けられていないあいだは波として遍在する。

② 意識を向けられると粒子として一点に存在するものになる。

③ 明らかな割合で意識されるとおりに移動ないし顕現する。

ということですね。

②での「一点に存在するものになる」がどんな原理によるのか、は解釈流派によって概念も言葉もちがいますが、今この話をしている分には問題ではありません。

ここでの要点である「意識されるとおりに移動ないし顕現」する振舞いは、電磁波の「情報を運ぶことができる」という特性と深く関係しているはずです。

そして、レイディン博士らのこの実験は、**気の操縦**と大いに通じる内容であり結果をだしたものといえます。循気・循気掌で、私たちは気を、右に左に・上に下に、などと操縦して活用します（遊びもします）。

後ほど、一日めの実技で実践してもらいますから楽しみにしていてくださいね。

気ってナニをしてくれるの？ ～ カラダ編 その一

気とは電磁波である、そのなかでも育成光線である、そこに静電気や生体電流もかかわってくる。そのように認識が整理され、それらの特性を知ると、気の働き・作用が明確になっていきます。さっそく、それを見ていきましょう。

まず、とても・とて～もダイジな基礎作用・**浄整**をしてくれます。

育成光線である電磁波・気が流れることで、次の四つの過程が起こります。

①ジン下震動　ナノメートルより小さい領域で伝わる振動がカラダを構成する分子を揺さぶる。（ジンは造字。米ヘン＝メートル、塵ツクリ＝小数点第九位の意）

②結合緩解　強い極小振動は分子結合を断つ＝物体を破壊する方向に作用するが気の震動はカラダを構成する分子の強い結合を断つほどでないため緩まる。

③振動分離　分子間がザルの目が広がった状態になりカラダに属さない分子（老廃物・異物など）は結合が弱いためふるい落とされ離脱。便汗など排泄へ。

④配列初期化　震動が過ぎ分子結合が締まるさい代謝などでズレ・ネジレていた分子配列が整頓された状態に。遺伝子の設計図にそった配列に戻るだけのこと。

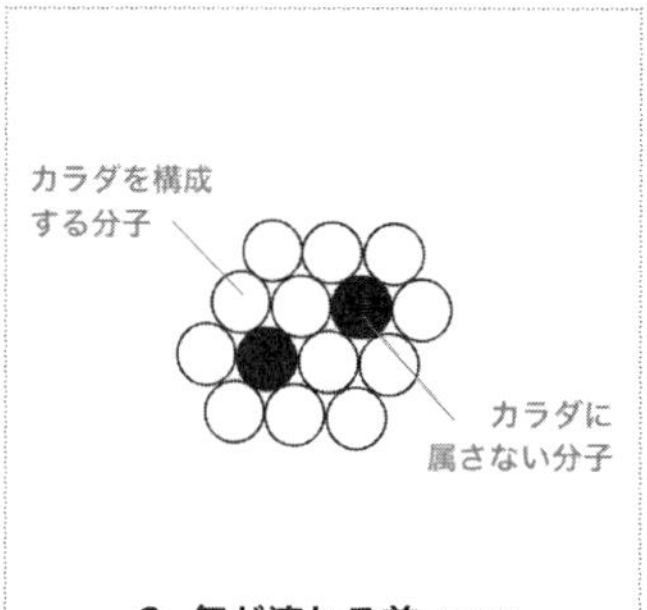

0. 気が流れる前（仮定）

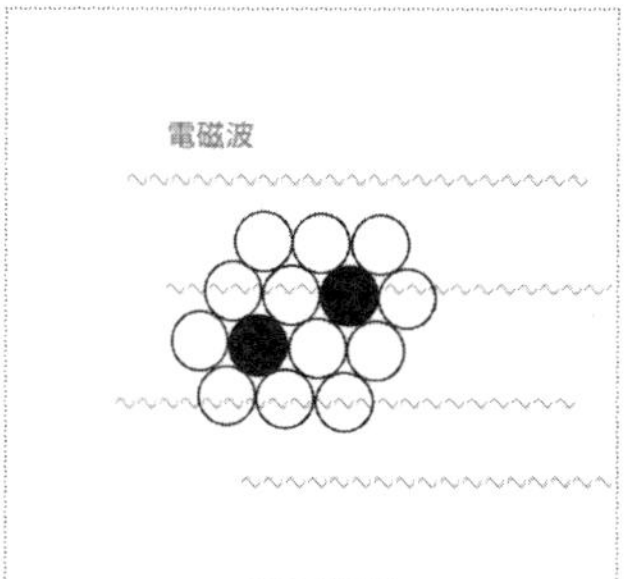

1. 糲下震動

図 1-11　浄整の模式図

生きているカラダで気が全く流れていない状態はありえないが便宜上「気が流れる前」として図式を開始。
実際には循気・循気学により気の流れが加わる・増す。

白丸＝カラダを構成する分子
黒丸＝老廃物・異物などのカラダに属さない分子

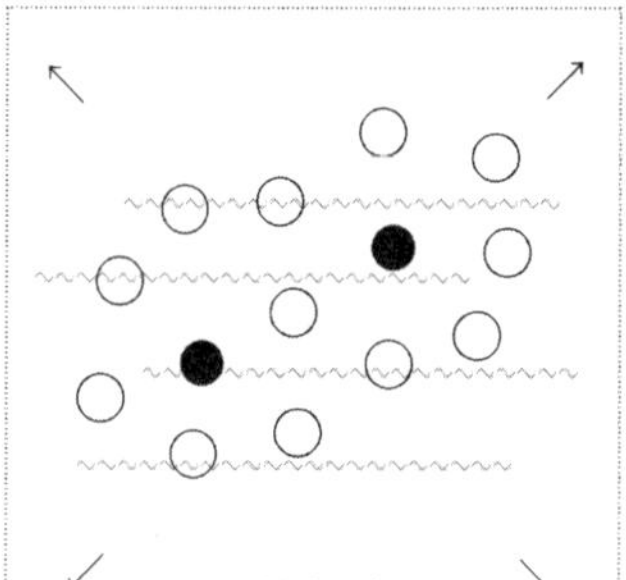

2. 結合緩解

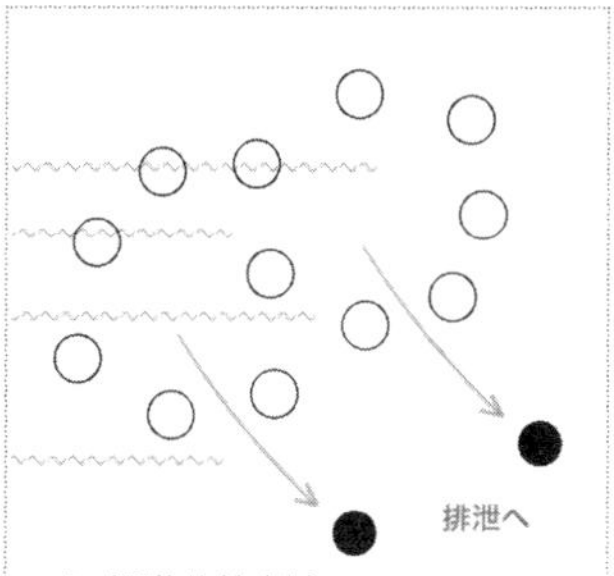

3. 振動分離（浄）

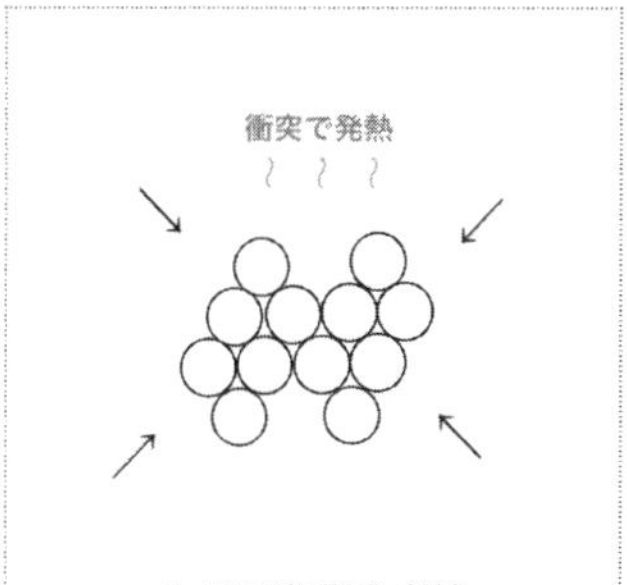

4. 配列初期化（整）

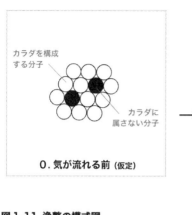

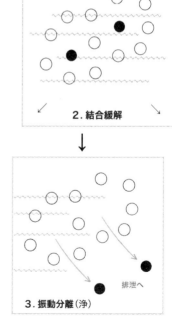

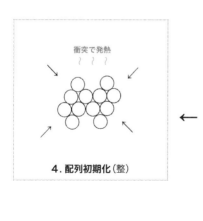

つまり浄整とは、③での浄化（デトックス・排毒）と④での整頓（リセット）が一連の現象として起こるもの、ということです。

すごくないですか!!? これだけで充分に素晴らしいでしょ!! 育成光線と呼ばれる**電磁波が**、ただ電磁波として**通過するだけ**で、こうして**健康の維持・さらには回復**をうながす働きがあるわけです、基礎的な作用として。この浄整こそ、二〇一七年に閃いた「最大の解釈」です（当時ひどく高揚しました。今も変わらず感嘆します）。

つまり、私たちのカラダはそもそも、育成光線をこうしたかたちで自分のよい状態を維持するために利用する造りなのだ、ということです。そして私たち由来の気は、日光ほど強くないとしても紫外線を含まず、育成光線として純度が極めて高く、また意図的に増大させては駆使さえできるものです。

ちなみに、中国気功・漢方では「気が通っていないところが病気になる」と考えられている、と聞いたことがあります。

私たちの「浄整」の理屈からみても、そのとおりといえますね。

気が通らないほど、①ジン下震動がないので、②結合緩解がなく、③振動分離がなく排毒がされず、④配列初期化がなく小さなズレ・ネジレが解消されず大きな領域でのズレ・ネジレ（毛細血管が塞がるなど）に繋がる。

不浄・不整がつのっていくなら、ついには機能不全になって当然ですよね。中国の医術（および武術）では、見えないモノ・領域を相手に、現代科学の先をこしてそれを看破していたようです。よほどの追究と観察をへてのことでしょうし、驚くべき洞察と感じざるを得ません。

気ってナニをしてくれるの？～カラダ編 その二

浄整という素晴らしい作用のほか、単純に、育成光線・遠赤外線をみればいろいろな好作用が知られています。それらを見ていきましょう。

①カラダが温まる・かつ冷めにくい

透過性が高くカラダの内部に深く届き、共振作用があるため、単に温まるだけでなく温度が自立的に維持されることになります。さらに、いわば細胞から細胞へ共振の連鎖もあるのです。毛細血管を広げる作用もあるので、血流がよりすみずみの細胞まで行きとどき、組織の活動が増すことも体温を助けます。

前述のとおり、「温かい」は気の体感として代表的なもので、施術して、その温かさがずっと消えずに残っていることに驚かれるのもしばしばです。冷え性の方などはヒザ下の温かさを長いあいだ感じたりもします。また、まず受術者さんの両足に手をあてて気をめぐらせたあと、移動して背中に手をあてて気をめぐらせるなどしているあいだずっと、私の手が四つある、と感じられることもあります。両足に、温かさだけでなく触れられている感触も持続している、と。

ちょっと余談が続きますが、触れられていなくても気の圧力を感じることもよくあります。電磁波の照射にともなう放射圧（光圧とも）かも知れず、また静電気のモヤが感じられるのかも知れません。

② 代謝など生体機能が活発化・治癒回復が加速・免疫力が増加する

細胞・組織の活動が増すため、エネルギー代謝が活発になります。生体としてより活発である、活き活きと生きている、ということですし、新陳代謝も促進されケガの治癒・疾患の経過が早まります（肌も綺麗に）。こうした活発化とは生体がもつ諸機能の最大限の発揮・最適化であり、自律神経などの正常化も意味します。老廃物や異物の処理・排泄も促進され、浄整とともに相乗効果をもつことになります。

さらに、白血球など免疫細胞の活動も増すため免疫力が上がります。より強い生体である、ということ。私たちは体温が一℃さがると免疫力が三〇～三五パーセント、基礎代謝が一〇パーセント、体内酸素が五〇パーセント低下するそうです。当然ながら細胞や組織の働きも低下します（反対に風邪などの発熱では免疫力が一時的に四～五倍になるそうです）。

③ 血液・体液がサラサラになる

水はふだん、ただ個々の分子が集まっているのではなく、多数がカタマリになっている上で集まっています。そのカタマリは、波長六・二七ミクロン（四七・八テラHz）の照射をうけると共振し、結合が断たれバラバラになり、〇・二七六ナノメートルの距離で分子整列します。

小さな個々になった水の分子たちは、細胞膜をより円滑に通過できるようになります。またカタマリのときは表面の分子だけが化学反応を起こせますが、バラバラになることで反応性が増します（活性化です）。血液・体液のめぐりがよくなるだけでなく質の面からも、生体の活動が活発になるわけです。

それと、いざ循気を身につけたらコップの水に気を流してみてください。舌触りがまろやかになります。レモンの酸味が和らぎますし、安いワインを美味しくして遊ぶのもアリです（ちなみに私は炭酸飲料をまろやかにしてしまいスカッとしなかったことがあります）。気をとおした水を植物にやるのもよいでしょう。

④体内でのマイナスイオン増加に寄与すると思われる

これは、生理学と物理学を参考にして私が推測・確信していることです。

体内では、浸透圧などでプラスイオンとマイナスイオンが移動し、さまざまな働きがなされています。と同時に、健康体であるほどマイナスイオンが多く、健康でなくなるほど中性化する・プラスイオンが多くなる、という傾向があります。

マイナスイオンとは、電子が余計についている、よってマイナス電荷を帯びている原子・分子です。反対にプラスイオンは電子が欠けていてプラス電荷を帯びています。電子が多いなら放出できるネルギーの貯蓄がある、少ないなら貯蓄がない、と考えられ、プラスイオンはいわば空っぽなエネルギーの器とみなせます。

その器に電子が飛びついて中性化・マイナスイオン化する、と私には考えられるのです。電磁波から電子がうまれる現象（電子対生成）を語るのは非現実的と感じられるかも知れません（私は現実的だと思っています）。静電気から移動した電子が付着するのかも知れません。今後の研究課題のひとつといえますが、仕組みはどうあれ、健康をうながすならマイナスイオン増加も含まれて然るべきでしょう。

カラダの「詰まっている」と感じる箇所は、往々にして気が通らないと感じられる箇所でもあります。まだ推測ですが、そこはプラスイオンが多い箇所、よって電子が飛びついている最中で、付着が充分になると通過するようになり「詰まりがとれた」

と感じられるのではないか、とも考えています。

それにしても、健康でいるにあたって私たちは文字どおり「充電」しているのだ、と考えられるのはおもしろいことです。

気ってナニをしてくれるの？～ココロ編

育成光線である気の作用について、これまではカラダに関するものを取り上げてきました。私は「浄整の解釈」を閃いた時点で、「これが全てじゃない」と確信していました。だからこそ「基礎作用」と位置づけたのですが、それは主に、カラダの分子配列の初期化だけでなく「ココロの初期化もしてくれるはずだ」という確信でした。

その後、施術の経験をつむに従って、それが正しいことを裏付ける事例がいくつも出ています。ただし、初期化というより**安定化・最適化**といえるものです。

それらココロへの気の作用をみていくにあたり、まず言及したいことがあります。

私は、脳神経について調べていて**セル・アセンブリ**（細胞集成体）という脳の驚異的な仕組みを知りました。私たちの脳神経回路は、コンピュータのようにカッチリ固定したものではなく、変幻自在にかたちを変えるものなのです。

神経細胞・ニューロンは、一つ一つがさまざまな個性（どんな色・形状・角度・動き・方向・音・感触・温度などに反応するかの違い。ごくごく断片的な情報に対応）をもち、それらが連携することで一つのまとまった情報・像をむすんでは処理します。そして別の情報・像には、それに対応する個性たちの連携をつくるのです。それら別々の情報を扱うなかで、対応する個性が重なるため複数の連携に参加する細胞もあります。

神経細胞たちは、忍者さながら「機能的ニューロン集団」とも呼ばれるこの仕組みによって、日々・瞬間々々、無限ともいえる種類と量の情報・刺激に、信じられない素早さと柔軟さで対応し続けています。私たちが「フリーズ」せずに日常生活を営んでいられるのも、この素晴らしい仕組みと性能のおかげなのです。

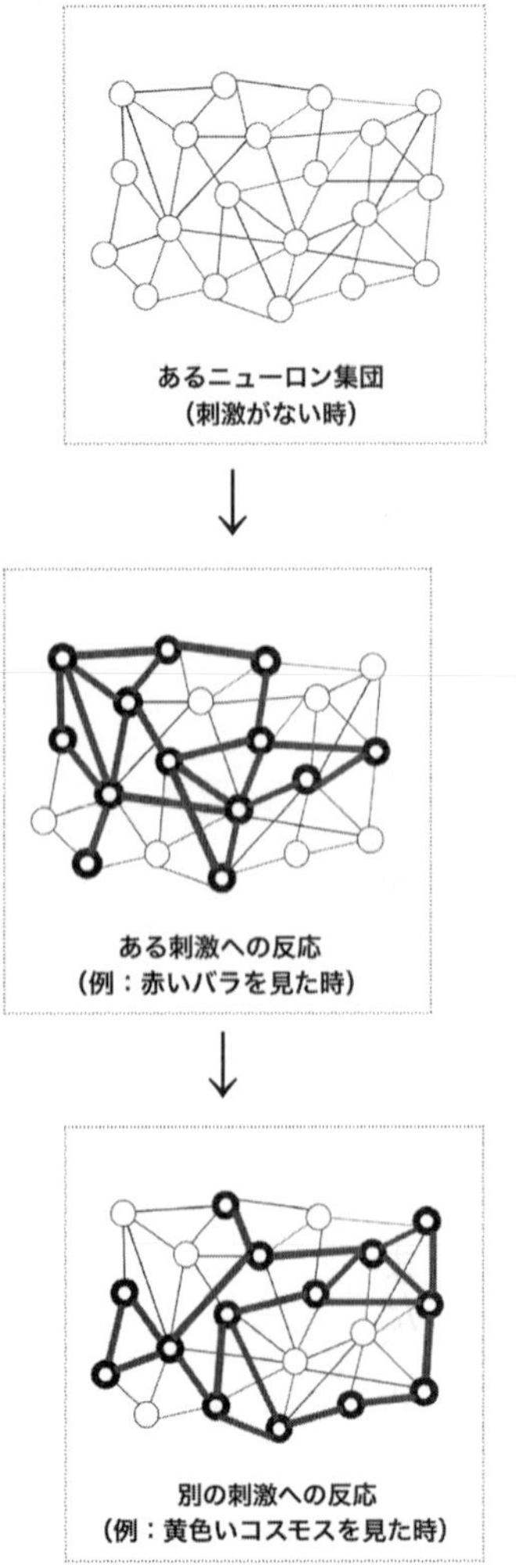

図1-12 セル・アセンブリの模式図
白丸＝神経細胞　線＝それらの繋がり
太い線＝活動中の連携
別々のモノの共通点・差異にうまく対応。

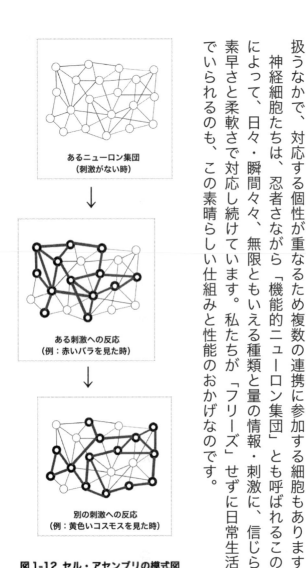

この仕組みを踏まえると、ココロへの気の作用も、点と点がつながるように理解しやすいはずです。では見ていきましょう。

①落ち着く・いい気分になる

ゆっくりとした呼吸そのものの効果としても知られていることですが、気をめぐらせると副交感神経が優位になり、気持ちが落ち着きます。また、やはり副交感神経の働きとして、唾液の分泌がます、胃腸など消化器系・排泄のための泌尿器系の活動がます、心拍が抑えられる、などの作用があります。カラダの機能を回復する働き、ということ。寝つきもよくなります。

②なにかに気づく・なにかを理解する・ひらめく

循気掌をうけて、「私は焦ってたんだ」とか「こうすればいいんだ」など明らかな悟りをえることがあります。アタマのなかで集積された情報・データベースが整理され、その時の自分にとって最適な解をだす働き、といえます。神経細胞の連携・電気信号の伝達が再選択・更新される、つまり**セル・アセンブリの再編成・最適化**がなされる、ということであり、これが気のココロへの作用の多くを説明します。

ちなみに、こうした脳の働きは、カラダが単純作業に拘束されアタマが気楽に退屈しているときなどにもよく見られます。散歩がよい例で、単純・単調なぶらぶら歩きにカラダがほどよく拘束され、とくに思考を働かせる必要がない、といった条件がそろいやすいものです。「成功者は散歩する」というのも納得ですね。瞑想と似た状態でもありますし、必ずしも散歩でなくてよいので、自分にあうかたちでそんな条件がそろう活動を習慣にするのはよいことでしょう。

③ なんらかの感情がわいてくる・気持ちが晴れる

循気掌を受けていて、「なんだか悲しくなった」など感情がわきでてくる例があります。稀ではありますが泣き始める方もいます。これらに見られる共通点は、気づかないまま抑えていた感情、または解消されないまま自分の奥底に沈んでいた感情だという点です。②と同じで「自分の気持ちに気づいた」わけです。

これはいわば精神的な好転反応で、その感情が清算されていく過程と考えてよいもの。新しい視点・観点の獲得もあるでしょう。気分がよくない・落ち込んでいる（と自分で分かっている）人が、受術後や翌朝にスッキリしていることもよくあります。

④ なんらかの記憶がよみがえる・回想する

循気掌をうける方々は、みんな、といって差し支えない割合で、レム睡眠の状態に入ります。まぶたの下で眼球がすばやく揺れる動き(rapid eye movement = REM)が特徴ですが、全体的には骨格筋がゆるんで脳が覚醒状態にある睡眠の段階です。手足などがピクッと動く痙攣もつきもので、また周りの物音や話し声が聞こえる・けれど気にならない状態でもあります。

この状態で「夢をみた」という例もあれば、「夢をみるように昔のことを思い出した」とか、「その時のその場所に今の私がいた」とか、「短い夢のようにたくさんの場面がでてきた」という例もあります。

それらの記憶をつかさどるセル・アセンブリが覚醒するからでしょう。

⑤ 永く囚われていた感情を手放せる

これは③と似ていつつ、より壮大なかたちといえます。④のように記憶がよみがえるとき、その記憶にまつわる感情もついてくることがあるのです。

それがもし快くない記憶・感情だとしても、やはり好転反応だと思ってください。記憶のなかでの出来事・人物・そして感情などの細部々々をつかさどって連携しているセル・アセンブリが再編成されようとしているのです。出来事の記憶はある、けれど感情をともなわないものになる、ということ。私の経験でもかなり稀な部類ではありますが、以下、いくつかある事例から共有します。

循気掌をうけた女性が、その日の夜、「なんで今こんな夢をみるんだろう」と思うような夢をみたそうです。そこにはずいぶん昔の彼氏さんがいました。その女性は、その元彼さんの人物についてよくない思い出しかなく、友達との会話で話題にでるときもよくない人としてしか語ってきませんでした。それが、その夢のなかで「こんな優しいところもあった」など素敵な面やその恩恵をうけていたことに気づき、それまでなかった感謝の気持ちでいっぱいになった、とのことでした。

その話を聴かせてもらって、私が「卒業したんだね」というと、その女性も「はい、ほんとうに卒業でした」としみじみ噛み締めて言っていました。

もう一例。

ある男性の話で、この方もやはり受術後の夜に夢をみました。ただ、こちらの場合は一〇年以上のあいだ頻繁にみていた夢で、内容はいつも同じ。その方がずっと後悔していた体験で、夢から覚める場面や感情も同じ。その夜の夢でも、また同じ場面での同じ展開がありましたが、そのとき初めて毎回の（すなわち実際に過去の自分がした）反応でなく、今の自分がより納得・満足する反応ができた、とのことでした。

思い返すと、この男性は受術中すでにその夢もしくは夢での感情を体験していたのかも知れません。術後かなり長いあいだ立ち上がれず、ほの悲しい表情で眠るように座っていたのが印象に残っています。ともあれ、過去の後悔をずっと夢に見つづけるほどの、よほど優しい男性。そんな人が、その気持ちから卒業し、囚われから解放されたのは、ほんとうに喜ばしいことです。

これらの例のように、受術中だけでなく後ほど、睡眠中や翌朝の目覚めなどに大小なんらかの作用が顕現する・感じられることもよくあります。受術者さん本人の状態や段階、作用の進行の度合い、顕現のための条件のそろい方、顕現のためのキッカケの有無など、いろいろな要素があるのでしょう。

期待も注文もしない

ここまで見てきて、私たちが気と呼んでいるものの素晴らしさがお解りいただけたと思います。ほんとうに素晴らしいものです。と同時に、二点ほど付け加えておきたいことがあります。

ひとつは、これが全てではない、ということ。本書でお伝えしている気の理論は、あくまで現時点で説明できるものであって、まだまだ説明できない部分も多くありります。素晴らしい可能性・広がり・研究の余地がまだあるわけです。私は気というものに信仰心のようなものを持っているつもりはありません。むしろ身近、どころか私たちのカラダと同じく私たちそのものである普通のものです。そのうえで、**気には無限の可能性がある**、と言い切ります。つまりは**私たちに無限の可能性がある**のであって、気および循気・循気掌の活かし方の広がりも私たち次第、ということです。熟達していくこと、もっと広がり・深まり・高まっていくこと、楽しみですね。

もうひとつは、気のいろいろな作用をお伝えしてきましたが、施術していて、毎回または頻繁に**魔法のような効果がでる期待や願望はもたないほうがよい**、ということです。

浄整その他の、とくにカラダへの基礎的な効果でしたら常にあると思ってよいものです（マジ素晴らしいですよね！）。ですが、とくにココロへの作用のなかでお伝えした人生規模ともいえるような効果はそうそうあるものではありません（そうそうあるぐらいなら世界はもっとツラい場所です）。

循気掌をうけた方が単に「気持ちよかった」としたら、それは最高のことです。そうしたご感想を私は嬉しく受けとりますし「何より」と答えます。浄整その他がしっかり起こっていることでしょう。

お伝えしてきた作用はもちろん実際にあり、ここで申し上げていることは気の凄さを損なうものではありません。現在時点での私たちにとっては「魔法か」と思えるようなこともたくさんあります。「仙人ですか？」と言われることもあります（笑）。ただ、期待や願望を（極力）もたないことは、気をめぐらせる上での重要なコツでもあるのです。これは**施術する側・受ける側どちらにも共通**します。

次の項からは、気の理解をさらに深め、扱い方のコツを知っていきましょう。

ラク〜なほどよい

電磁波は、空間を伝わる波です。太陽など天体の光も、真空の宇宙空間を伝わって私たちに届いていますね。そして物質に対しては、吸収される・曲げられる（屈折する）・跳ねかえる（反射する）性質をもつものです。透過性が高い電波でも、空気中を進んでいくと弱まりますし、壁にさえぎられもします。

気である育成光線もおなじ、なので私たちの密度が低いほどよく伝わります。つまり、私たちのカラダ・筋肉や臓器が、収縮・硬直していない**ラク〜な状態であるほど気がよくめぐる**のです。そのためにも**お気楽であるほどよい**ものです。

むかし私にコツを教えてくれた方は、「エネルギーはパワーじゃない。力むと流れない」と言っていました。言い得て妙です。つまり、力みがあるほど「伝わらない・伝わりにくい」もので、気を流す側も流される側もそれは同じです。

スポンジは、圧力がかかっていないとき最もスカスカで、最も水が浸みこみますよね。それを握ると、水の居どころがなくなって噴きだし、手をひらくと膨らんでまた水が浸みこむ。それがちょうどエネルギー充填とパワー出力の関係です（循気と練気の関係でもあります）。

気をめぐらせるときも・めぐらせてもらうときも、カラダ・筋肉が弛緩していることがとても大切です。思考なくアタマが忙しくない、興奮や緊張・不安がないほど、カラダも弛緩してラク〜でいやすく、気がよくめぐります。

さらにいうと、常日頃からラク〜でいる時間が多いほど気がよくめぐっている状態で生きていることになります。私たちの日々の活動は、弛緩と収縮をくりかえすことで成り立っていますから、そのあいだも、お気楽でいやすい条件が多くそろっている生活を心がけたいものです。

ごく稀ですが、循気掌をうけて「何も感じなかった」という方がいます。こちらとしては「感じなかったら感じなかったでいいんですよ」と笑ってお伝えします。こうした方には二通りあり、一つは「感じていないだけ（でよくめぐっている）」とみられる例で、もう一つは「思考・緊張などで心頭が忙しい」とみられる例です。後者にあたる方は、カラダも収縮・硬直していてそもそも気がとおりにくく、もちろん感じるだけの心のゆとりもないと見受けられます。

いわゆるマジメな方ほど普段から緊張の度合いが高い傾向があり、また受術するときも「なにも感じなかったらどうしよう」とか「どう感じるのが正しいんだろう」などの思考でラクでいられていない傾向がみられます。往々にして不安・怖れからくるマジメさですから無理もなく、まず「自分はそうなんだ」と知ることがお気楽な自分への一歩になるでしょう。もちろん、気の使い手はそんなこわ張りがほぐれるお手伝いをする立場にあります（恒常的な緊張が一気に解けて術後しばらく動けない方も）。

ここまで私は「気の作用」という言い方をしてきていますが、厳密には**気への反応**というほうが正しいものです。気がナニかをしてくれるのではなく、気を受ける側が反応して、みずからの調整や改善に利用する・キッカケにする、ということ。

心身がラクな状態は、大きく自分をひらいている状態でもあります。たいていの方はカラダでの体感がありカラダが反応し・作用させますが、芯から明るい・心配事がない方などはココロまで気が届くのを許し・反応し・作用させる傾向もあります。

心頭が忙しいほど、ココロが裸でない・重ね着をしている・鎧をつけているようなもので、感じない・届かせず反応しない・作用させないものになります。

分かりやすい例として性格をとりあげていますが、大きな要素ではありつつ全てではありません。その時のその人の状況や心理もあり、施術の環境がお気楽でいやすいかどうか、施術者がその人にとってラクでいやすい人物か・関係性か、なども大きく関わっています。

とにもかくにも、「お気楽なほどよい」のひと言に尽きます。ついつい思考が働いてしまう・緊張しがちだ、という方は、それで大丈夫です。そのとき・その場で、その人なりに、いちばんお気楽でいやすいかたちで受術するのが最善ですし、それでよいのです。

呼吸との関係

私たちは誰しもが呼吸しています。生きていて呼吸をしていない人はいません。と同時に、最大限のよい呼吸をしている人口は、実際問題として限られています。気のめぐりは、それと合同といってよいぐらい密接な関係にあります。生きていて気がめぐっていない人は一人もおらず、同時に、最大限のよいめぐり方をしている人は限られています（みんなの呼吸と気のめぐりがよくなるお手伝いが私の仕事ですね）。

正しくは、呼吸・カラダと心理・精神・そして気のめぐり、これら全てが相関関係にあるわけですが、呼吸は大きな位置をしめ、また私たちが意図的かつ手軽に操作できるという利点があります。ココロとカラダを落ち着けるための深呼吸は、私たちがそれを知っていることの証左になる例ですね。

さて、呼吸とは吸う（吸気）と吐く（呼気）のくりかえしですが、それぞれが弛緩と収縮に対応します。空気を吸いこむとカラダは膨張し、吐くと縮小します。また筋肉の収縮は、スポンジを握るのごとく空気を押しだします（運動では力の入れどころで息を吐くと力がよく発揮されます）。

なにが言いたいかというと、ラク～でいるほど気はよくめぐり、**空気を吸っているときはさらによくめぐる**ということです。弛緩している状態から・さらに弛緩する、といえますね。別の見方としては、空気を吸うとカラダは重さが変わらないに等しいまま体積が増した状態になる、つまり全体として密度がより低いスカスカな存在になる、ともいえます。

これは、吸うのがよくて吐くのはよくない、ということではありません。吸気にも呼気にもそれぞれの役割があり、おたがいが在っておたがいが在れる共生の関係にあります。ただ**循気・循気掌では吸気が主体**になるのです（練気・ＧＨＥＮＫＩでは呼気が主体になります）。

また、吸い方も大切です。力をこめて吸いこんだり、無理のない容量を超えて吸いこむのは、どちらも意識的な筋出力を要する、強い収縮の活動になってしまいます。一方で、吐くとき、吸いこまれた空気が自然にもれでていくのは、筋出力がごく少ない弛緩した状態での呼気です。

というわけで循気・循気掌では、ラク〜な吸気・ラク〜な呼気がよく、気が流れる程度（気勢といいます）もそれを追うようにゆるやかに増減します。やり方は後ほど、実技でお伝えしますね。

気は念じゃない

電磁波である気は、電波がそうであるように情報を載せて運ぶことができます。そして、載る情報が多いほど多くのエネルギーが要され・費やされ、出力量が多くなります。容量限界を満たす・超える。つまり重くなる・密度があがるのです。

素粒子と私たちの関係は、水と氷のようなものです。成分は同じ、ですが水は形をもたず境界をもたず全体にいきわたる、その一部が氷になると形や境界をもつ別々の個体になり他の個体とぶつかることもできる。

期待・願望・注文・指定がおおいほど、気に載せられる情報が多く、構造をなし、まとまったエネルギーの一団になります。さしずめ水と氷の中間、粘性をもったような状態、それが念です。

念にも実現力はあります。ただし、少しく個体に近くなっている分だけ外部をおしのけて目標にむかい、それだけ力が要り、またシワ寄せがともなうものです。

反対に、情報が少ない気は、より無理なく進み・いきわたり、いわば因果の細部に溶けこんで物事の展開に働きかけます。

循気・循気掌では、念の力ではなく気の性質を重んじます。めぐらせる**気に情報が載っていないほど・純粋な電磁波であるほどよい**、ということ。気である電磁波が、ただ電磁波として波打って進んでくれれば浄整その他の作用があるのですから。それが気の通りやすさ・深遠性の高さにも現れます。

私はいつも「風通し」の例えを使います。部屋の空気がよどんだら、窓をあけると勝手に空気が出入りし、流れて、よどみが消え、カビが消える。気もそういうものですから、私は施術するときに「治そう」とか「よくしよう」などとは考えず、「ただめぐらせるだけ」という立場をとります。

よくなってほしい、といった願いはもちろんありますし、だから施術もします。ですが願いは願いのまま、それを注文にしたり、「こうなりなさい」と指定したりはしない方針であり流儀でいます。「治さなきゃいけない」などの義務感・責任感ももちません。

それに、こちらの願うことが、必ずしもその人にとってよいこととは限りませんよね。つまり、**受ける側の反応にまかせればよい**のです。

これまで施術を重ねてきて実感としてあるのは、**受術者さんは**（自覚のあるなしを問わず）**そのときの自分が必要な反応をする**ということです。

例えば、借金がある人がいるとします。彼は社交が苦手で友達もいません。その彼が暑い砂漠にいったとします。そこに『借金はこう返せ』とか『あなたも話し上手』という本があり、水が入ったコップもあります。どれだけ素晴らしい本でも、ノドがからからな彼はまずコップを手にして水を飲むでしょう。

受術者さんの心身の反応も、このような感じです。解消・改善できたら何よりのことは誰でもさまざまあると思います。ですが今の自分・今の状態や段階にある自分にとってよい一歩である反応をするのです。

こちらとしては、嬉しかったらなんでもいい。そして、気をめぐらしていたらよいことしかない。とあれば、なにも注文する必要がない。お気楽に、嬉しい気持ちで、ただめぐらせていればよいわけです。

ちなみに時おり、感覚が鋭敏な方・気の造詣がある方などに循気掌をほどこすと、「ピュアなエネルギー」とか「押し付けがましくない気」とか「流れている層が今まで受けてきた施術とちがう」といったご感想をいただきます。流儀・方式が活きている、それが確かめられるのも、とても嬉しいことです。

睡眠・瞑想・気功術の共通点

循気は、瞑想術としても活用できます。そもそも気功術と瞑想術は、目的がちがうけれど同じことをする、ような間柄のものです。

また瞑想は、よい睡眠（とくにレム睡眠）から得られる作用を眠らないまま抽出して利用する技術ともいえます。気の作用としてお伝えした「落ち着く」とか「なにかに気づく・ひらめく」などは、そのよい例といえます。

そう、よい睡眠・よい瞑想・よい気功術に共通しているのは、**気が最大限に・すみずみまでめぐっている状態になる**ことです。よい睡眠・瞑想はその状態を結果として成立させるものですし、気功術はその状態を意図的につくることで健康でいることを目的としています。

水や空気などの流体は、さえぎるモノ・抑えるモノがないなら勝手に広がり、行きわたり、かつ内部で行き交う流動をやめないものです。波である気も、それと酷似した振舞いをします。だからこそ、弛緩して低密度・スカスカなほど、心頭が忙しくないほど、ついでにいうと欲がないほど、総じて**お気楽であるほどよい**わけです。

「お気楽」は循練行気学派がもっとも重んじる・それだけ大切な状態で、それだけに何度もだしてしまいすみません（笑）。**お気楽**とは、言い換えるなら**静かなる充実**です。私たちは、お気楽であるとき、満たされています。そして抑えるモノ・抑えられているという感覚がなく、のびのびしています。こうして見ても、まさに気と私たちがおたがいの状態を反映しあっているのが判りますね。私たちの、日々のあらゆる状態や行動が、この「お気楽」という基底状態・土台のうえに成っているものであるのが理想的だ、とよくよく思います。

気はどこから来るの？

という、なかなか根本的なおもしろいご質問をいただいたことがあります。しかもこれは、気の扱い方のコツについての答えにもつながるご質問です。

私たちは電磁波で満たされ、また育成光線の周波数帯で・気として・放出していきます。となれば、「気は自分から来る」ことになります。

ですが、循気・循気掌という技術における気は、**自分をとおるもの**です。とおり方には二種類あり、その一つをここでお伝えします（もう一つは二日めの実技で）。

エネルギーは空間に満ちています。なので気は空間から来ますし、実際に空間から寄せ集めて（収斂《しゅうれん》して）自分をとおして流す・めぐらせるのです。

この「空間に満ちている」という点についても、二種類あります。

ひとつは、空間に満ちている電磁波です。前述のとおり、すべてのモノは電磁波を放出しています。熱放射ですね。壁も地面も、空気も、自分の温度に対応する電磁波を放出しています。いろいろな周波数で干渉しあいながら混在していると思われますが、私たちが棲む環境での熱放射は、その主成分が赤外線なのです。その周波数だから私たちが生きていける、いわゆる常温になっているわけですね。

そのなかには、気である育成光線や近い周波数帯の遠赤外線も多く含まれているでしょう。それが周囲に満ち満ちている、それを寄せ集めて流す、ということ。

もうひとつは、量子場論（場の量子論）から導きだせる説明です。真空には空気さえありませんが、空間そのものがエネルギーの膜（であり場。電磁場など）なのです。

テレビ画面に例えてみましょう。電源オフで真っ黒な画面が、一般に私たちが思い描くなにもない空間です。電源をオンにして、なにも接続しないまま外部入力チャンネルにすると、画面が黒いは黒いながらうっす〜ら白んでいます。まさにエネルギーがうっす〜ら満ちているからで、それが実際の空間の姿・エネルギーの膜です。

このエネルギーが、ある水準まで「励起される」と素粒子として振る舞います。気である電磁波・光子もそのひとつです。

私の確信である仮説になりますが、私たちは空間・エネルギー膜を励起して電磁波にする能力をもっています（さらに先に進める能力も。後続巻『行気と不食常』で詳しく）。エネルギー保存の法則にかんがみて、その能力を発揮することは周囲の空間・エネルギー膜を引っぱり寄せ集めることを意味します。

これらエネルギーの寄せ集めによって周囲の温度がさがる、などの認識や報告は今のところありません。集めている・気勢が高まっている自分はむしろ温かくなりますし、受術者さんも同じです。その熱放射が周囲に還元されているのでしょう。

また、おなじ空間（おなじ部屋など）で施術を見学している方なども気がめぐっている状態になります。それを考えると、よほど広い範囲からエネルギーが寄せ集められているものとも考えられます。

かわいい動物たちも反応する

カンのするどい動物たちが気を感じる・察知する、と聞いて、とくに驚くことではないでしょう。それにしても本当にそうです。それに、ペットを飼っている方々なら「うちの子にも気をめぐらせてあげたい」と思うはずですから、この話題も加えておきたいと思います。

受術者さんのお宅にうかがって施術していると、そこのネコさんが受術中の飼い主さんに寄ってきて、チョンともたれて丸くなっていることがよくあります。ネコさんが複数いるお宅なら複数が両脇（や受術者さんの上）にチョン、施術しているこちらの手に顔をもってきて匂いを嗅ぐような仕草をする子もいます。

また、ある日、遠隔地にお住いの方にビデオ通話で循気のやり方をお伝えするとき、通話が始まったとたんワンちゃんが吠え始めました。カラダも声もけっこう大きく、聞いたことのない私の声に警戒しているのか吠えやまず、マンションで外にいてもらうこともできず、どうしたものか。結局、「まあ、ひとまずやってみますか。落ち着いてできないとあればまた考えましょう」ということにして開始。私たちは気をめぐらせること・感じることに意識がいっていましたが、しばらくして、開始直後からそのワンちゃんがまったく吠えていないことに気づきました。私や飼い主さんの雰囲気が変わったからか、気を感じて自分も落ち着いたからか、どちらもあったのだろうと思います。

あと、私の生徒さんで小鳥を飼っている方がいます。その方が循気すると、小鳥さんがヒザの上などにとまってチョンとしているそうです。そちらを見ながら目に力をこめるとビックリして飛び立ってしまう、とも。

こちらは余談みたいな話ですが、あるとき余命いくばくもなさそうなオニヤンマがいました。私と一緒にいた人たちが手にもっても全く動かず、自分の羽に支えられて逆立ちしているような（ちょっと間抜けな）かたちでいます。「気を流してみるか」と気をあてるように流すと、二～三秒して突如ものすごい速さで翔び、まわりの家々の壁をカンカン跳ね返るようにして一瞬で屋根のむこうに消え去りました。ビックリさせてしまったのか、元気にしてあげられたのか。

ともあれ、動物たちも当然ながら気を感じますし、心地よさそうにします。普段のナデナデに加えて、循気掌をしてあげるのもよいことでしょう。

循気・循気掌での体感

一日めの（なが～い）座学の最後に、気をめぐらせるとどんな体感・体験があるか、その例を見ていきましょう。まずは体感です。

思いだせるままにザッと並べていきますが、循気と循気掌では程度や、そもそもの体感・体験もやや異なることを心に留めておいてください。私も心得がある「もみほぐし」と同じで、自分でするのと人にしてもらうのとでは違いがあります。

ちなみに、循気・循気掌をひと言で説明するとき、「**分子レベルのマッサージ**ですよ」ということがよくあります。

では、体感（ごく稀な例も含みます。循技により異なる体感・体験も）。

①よくある体感

・眠くなる（施術者も受術者も。筆者が施術中に色々と循技を切りかえる理由の一つ）。
・あたたかい、温泉に入ったみたい（すごく温かい・熱いぐらい温かいという例も）。
・ビリビリする、ピリピリする（指先など末端でよりハッキリ感じられることが多い。電極と同じ。気である電気が流れ集まりそこで放電に変わるため強く感じられると推測）。
・ふるえている。
・揺れている。
・つつまれているみたい、ハグされているみたい。
・カラダのなかを風がとおっているみたい。
・水のなかにいるみたい（揺れていると通じるかと）。
・グルグルしている（まわりの空間のこと。ものすごい勢いな場合も）。
・ズンと重くなる（床にめりこんでいるのかと感じる例も。不快ではないらしい）

・圧力を感じる（こちらが手をかざしている部位で。電磁波の放射圧または静電気と推測）。
・整っていく。
・かきまわされている。
・カラダが溶けて延び広がったみたい。
・カラダや一部を伸ばしたり縮めたりされているみたい（実際に細胞たちがそう動いていると推測。「足をもって引いたり押したりしてましたか？」などと訊く方も）。
・一〜二時間ぐらいぐっすり寝たみたい（筆者の施術は定型行程で一五分ほど）
・などなど。

②意識体・精神体(*)の反応と思われる体感

・浮いているみたい（カラダの一部がそう感じられる例も）。
・カラダがきえた、境界面がなくなったみたい（カラダの一部がそう感じられる例も）。
・水になったみたい（境界面がない＋揺れていると推測）。
・カラダがものすごく大きくなったみたい。
・カラダのかたちが変わったみたい。
・距離の感覚ないし概念がなくなる。
・時間の感覚ないし概念がなくなる（施術がすぐに終わったように感じる例も）。

・などなど。

すべてを思い出す・書き出すのは無理ですが並べてみました。列挙した体感のなかには、実際におこっていた体験もあるかと思います。

（＊）意識体・精神体については中級コースで解説します。

循気・循気掌での体験

では、今度は、気をめぐらせて見られる体験の例です（ごく稀な例も含みます）。より体験としての印象がつよいものをこちらに列挙するようにしました。

①内的な体験／または意識体・精神体の反応と思われる体験

・なんらかの感情がわいてくる（稀に涙する・泣きだす例も）。
・なんらかの記憶がよみがえる、回想する。
・なにかに気づく、なにかを理解する、ひらめく。
・まわりの声や物音がはっきり聞こえるが気にならない。
・浮く（かなり現実的な体感とも考えられるが列挙）。

・（横になっている自分のうえに）もうひとりの自分が浮いている。
・受術している自分がみえる（幽体離脱？）。
・（赤ちゃんを抱いたまま受術して）妊娠のころに戻る、子供とひとつになる。
・過去の出来事を体験しなおす。
・別の世界にいく。
・などなど

②状態改善の体験

・詰まっていた鼻がとおる。
・頭痛がきえる、軽くなる。
・腸が動いてコポコポと鳴る（施術者も。めぐらせ始めた途端に鳴ることもしばしば）。
・カラダが軽くなる。
・アタマがすっきりする、視界がすっきりする。
・よく眠れる（極度のアレルギー反応で震える人が落ち着いて眠ることも）。
・気分が晴れる。
・腰などの重み、凝りがきえる、軽くなる。
・（その他なにかしらの）痛みがきえる、軽くなる。

・ケガの治りが早まる（火傷を含む）。
・術後しばらく動けなくなる（普段から緊張が強い人が一気に緩むなど）。
・負傷した箇所が動かなくなる（捻挫など。動かすと治癒の邪魔になるようなとき）。
・切断されたものが繋ぎなおされるように感じる（細胞レベルで実際に起こったと推測）。
・（風邪のひきはじめに経過が早められ）悪寒が増す、ひどく寒くなる。
・（ケガなどの）痛みが増す、激痛になってから引いていく。
・むかし大ケガした箇所（や手術痕）が反応する、熱をもつ、痛くなる。
・お腹のなかの赤ちゃんがよく動く。
・時期外れの月経がきてすっきりする（術後。かなり老廃物が溜まっている場合と推測）。
・憑いているものが反応する、邪気がでていく。
・などなど。

こちらも、思いだせるままにザッと列挙しました。

ケガなどの痛みが増すのは、かすかな場合もあり、拷問かと思うほど激痛になり・しばらくしてス～ッと引く（術後には負傷箇所がおちついている）場合もあります。

私たちのカラダは、負傷などで細胞が傷つけられると**損傷電流**という負傷部へのプラスイオン流入現象をおこし、その電流が痛みとして感じられます。もちろん治癒のための過程で、痛みが増すのはその促進によるものと考えられますし、気による電気の追加にもよるものでしょう。

別の見方としては、気をめぐらせて促進される分の治癒に通常かかる期間で感じる痛みの累計をいちどに感じている、とも解釈できます。

また、受術中でなく術後に痛みがジワジワ増す場合もあります。負傷してまもないほど痛みが大きく増す傾向もあるように思われます。ただし、傷・ケガをおっているとしても痛みが増さない・増して感じられない場合もよくあります。

一日めの座学は以上です。お疲れさまでした！

一日めの実技　―　循気の実践

ではでは、循気を身につけちゃいましょう！

座ってでも・寝てでも・立ってでもできます。いずれにしてもラク～な態勢で。

座り方で多くの方にオススメするのは半跏趺坐《はんかふざ》です。両スネを組み交わす結跏趺坐《けっかふざ》とちがいラクなので。

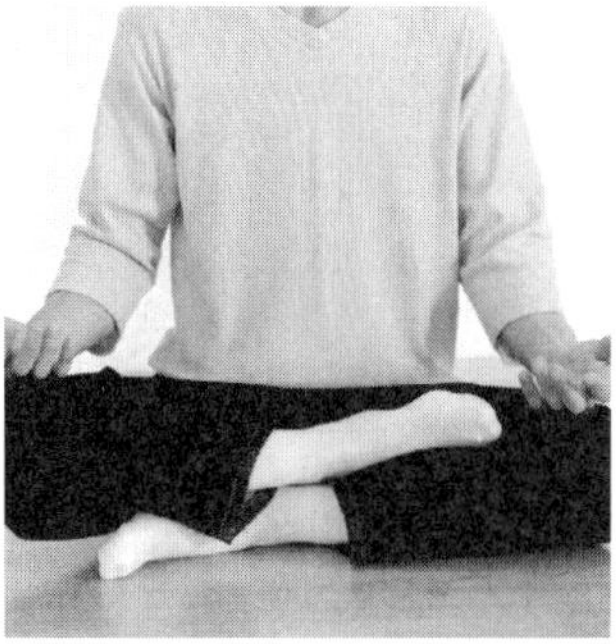

半跏趺坐

循練行気学派で渦螺形坐《からぎょうざ》と呼んでいる座り方も骨盤がナナメにならずよいですし、あとイスに座るのもラクですね。

本書では、おもに半跏趺坐での態勢を挿絵にもちいることとします。

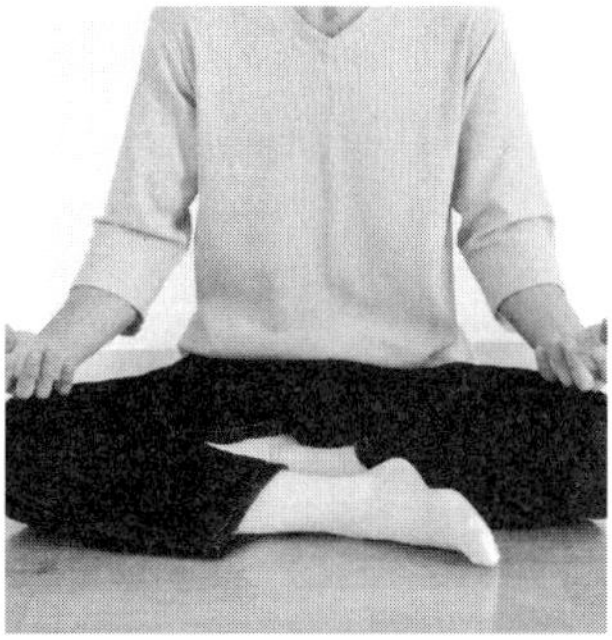

渦螺形坐

態勢

姿勢といってもよいものですが、どのような静止状態でも使える言葉として**態勢**としています。「体勢」と書くのは単にカラダがどんなカタチか、「態勢」と書いたら筋肉の張り具合や心持ちなど内面も含めて指すものと思ってください。

ともあれ、ラクに静止していられるよい姿勢であればよく、そこで心に留めてほしいのが「**せすじを伸ばそうとしない**こと」。

ただ座って、以下のように循気の態勢をつくります。

① 首がスッと浮くように伸びて。
② きもちナデ肩になって。
③ 手のひらをクルリと返してヒザにポンとおきます。

この「首スッ・きもちナデ肩」は、循気・循気掌におけるとて〜も大切な態勢の要素です。

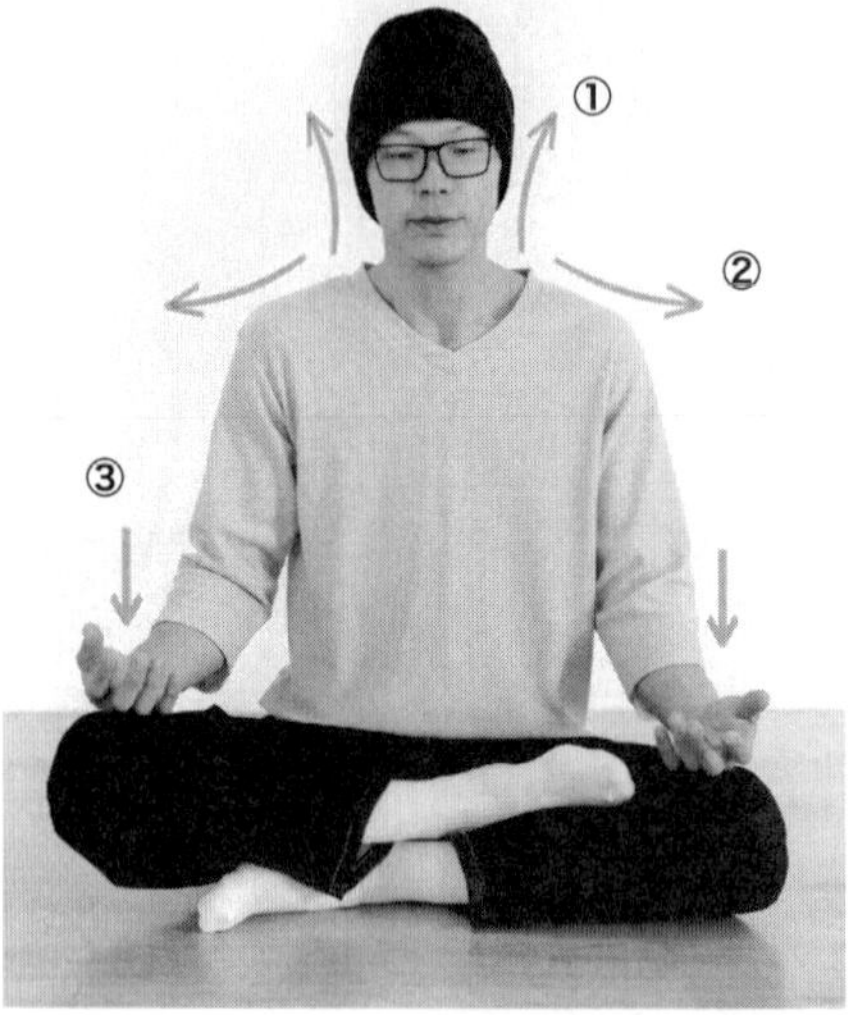

気をめぐらせて体感しよう ～ 手順1：呼吸凪《なぎ》

態勢ができたら、循気の呼吸をやってみましょう。一ページ、また一ページ、と順をおっていきますから、一つできたら次へ、と急がずについてきてくださいね。

呼吸凪から始めましょう。

ここですることはぜんぶ遊びです。

① 口をポカンとあけて。

② 気道がゆるんでふさがれていないのを確かめたら。

③ 空気を吸ってもいないし吐いてもいない状態をつくります。

苦しくなるまで息をとめている必要はありません（笑）。

空気の通り道は完全にひらいている、でも空気が出入りしていない状態です。

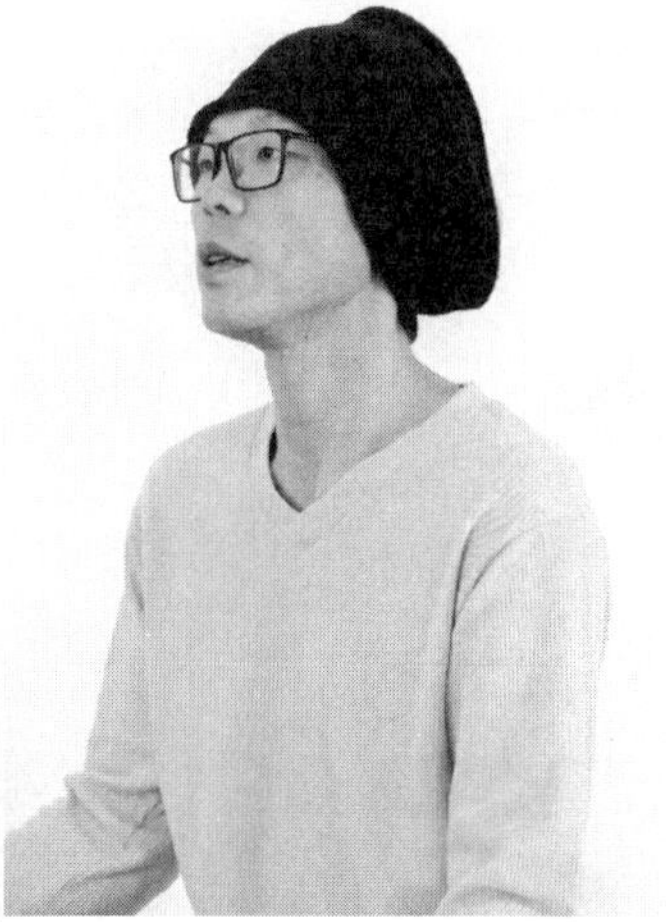

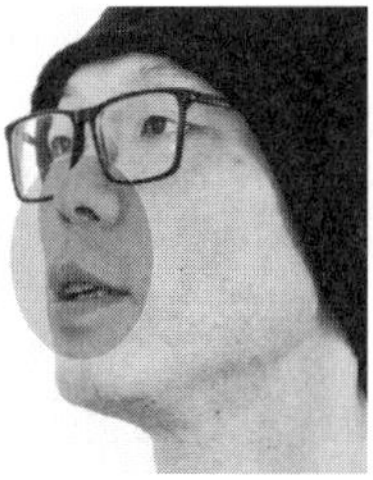

◀鼻・口にうっす～ら膜がはっていると考えるのもヨシ。（そのほうがやりやすいなら）

気をめぐらせて体感しよう ～ 手順2：吸気

呼吸凪ができたら、呼吸を始めます。

空気を吸うのですが、循気・循気掌では「吸う」ではなく、カラダに**空気を入りこませてあげる**と考えます。

①呼吸凪から。

②すこ～しずつ・空気をカラダに入りこませてあげて。

③スル～ン・トロ～ンと空気がノドや気管をくだるのを感じて。

④肺が満たされるのを感じて。

⑤カラダが満たされるのを感じます。

「充分に満たされたな～」と感じたら、空気を流れださせてあげます。

そしてまた入りこませてあげて、と呼吸を続けてください。

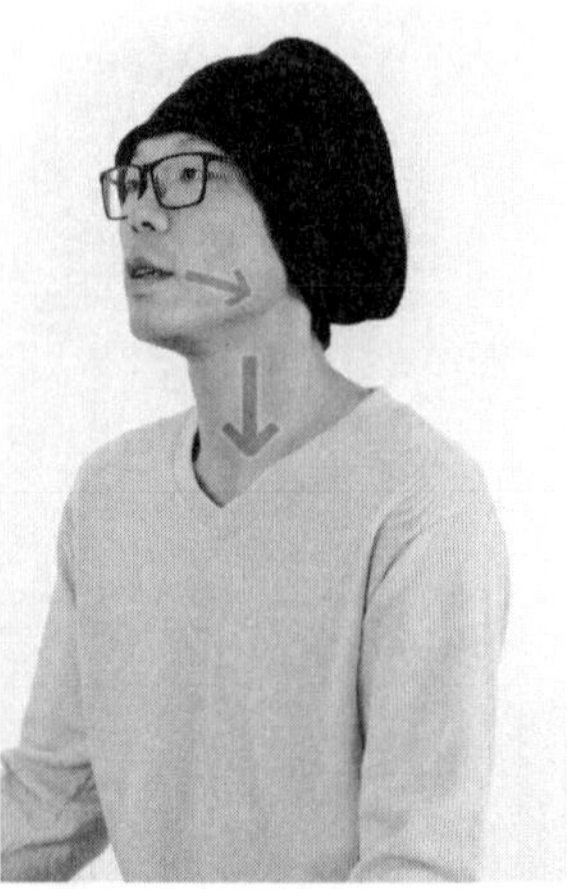

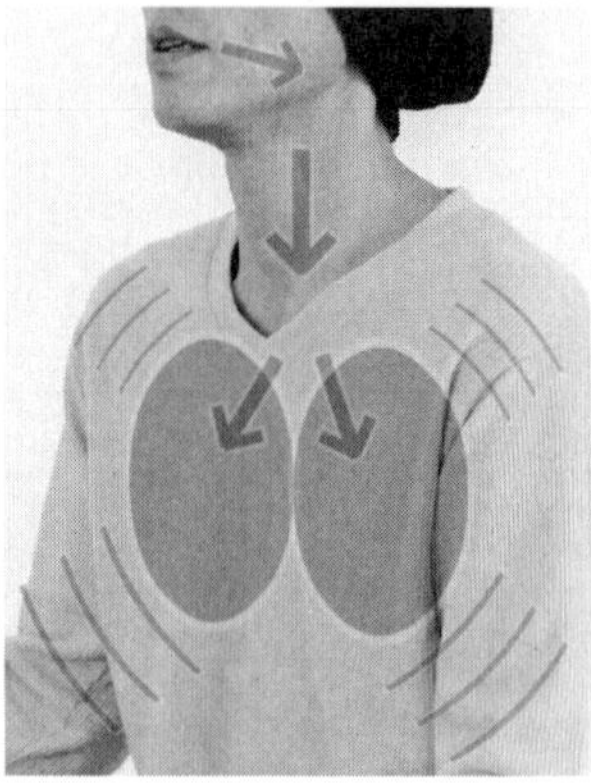

吸うのも吐くのも
自分がやりやすい
長さでヨシ

気をめぐらせて体感しよう ～ 手順3：微震動

呼吸の感じがつかめたら、そのまま続けてください。

続けていると、カラダのどこかに、ジワ～ンと粟立ちを感じるかも知れません。カラダのどこでもよいですし、どんなにかすかでも、どんなに小さい範囲でも、どんなに短い時間でもかまいません。

感じましたか？　さらに続けていると、ジワ～ンが、吸気をおうように（一～二秒ほど遅れて）増えてくる、呼気をおうように減っていく、と感じられるかも知れません。

それが**微震動**です。

鳥肌とはちがう、もっと細かいもの。

「よくわからないなあ」としても、できていますから気にせず続けてください。

いちど微震動に焦点があってしまえばもう感じずにいられなくなります。

（遠くのモノや物音と同じで焦点があうまで在るのか分からないもの。時間の問題です）

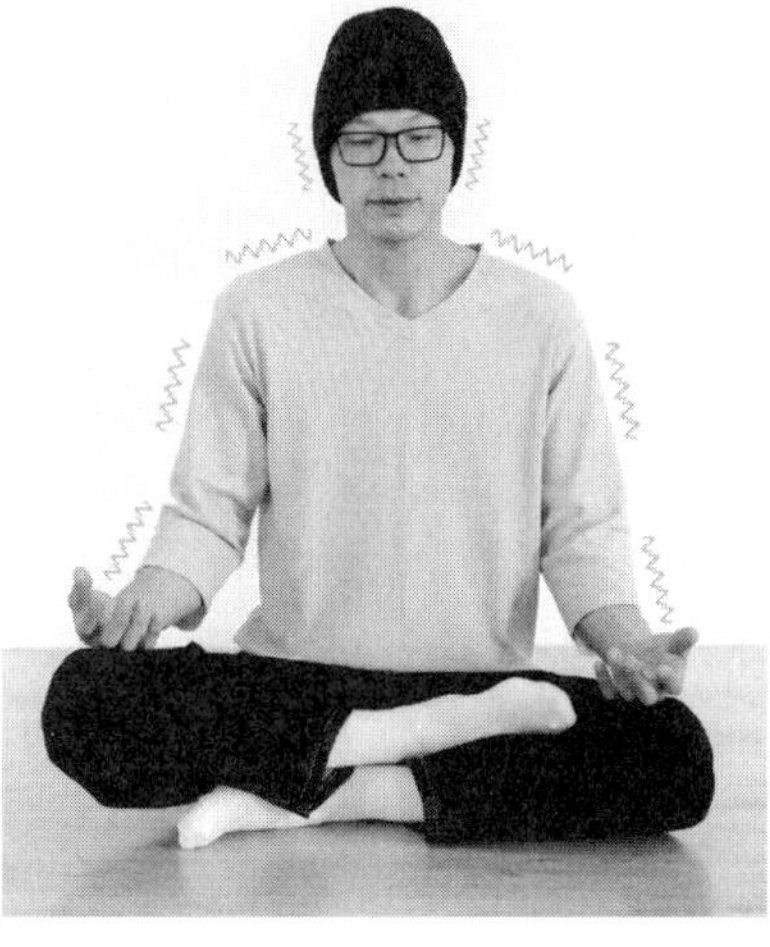

微震動　つづき

カラダのどこに、微震動を感じましたか？

背中など広い範囲だったかも知れませんし、二の腕かも知れず、もっと小さい範囲だったかも知れません。いずれにしても皮膚の感覚が繊細なところだと思います。

手のひらだとしたら、それも納得です。手のひらは感覚が細やかで、意識とのつながりも強く、そのため気の出入り口としての性能も高いですから。

では、もっと遊んでみましょう。呼吸凪から、呼吸して、微震動を感じて。

空気を入りこませてあげていると、それをおうように・やさしく迫ってくるように微震動が高まり、空気を流れださせてあげていると引いていく。

慣れてくると、他の部位や、より広い範囲でも感じられてくるかも知れません。

吸気にやさしく、ス、ス、ス〜っと段階をつけると、迫り方にも、ジワ、ジワン、ジワ〜ンと段階がつく。ついにはカラダが包まれたようになる。

急がずにやっていってくださいね。

感じましたか？　感じたとしたら。

おめでとうございます！

これが循気です！

あなたは循気の第一段階を体得しました。

気のめぐりを、意図的に高め、それを感じられる人になった、ということです。

気持ちいい、落ち着く、まどろんでくる、など感じるかも知れません。

唾液がたくさんでてくるかも知れません（その唾液をのみこむのはカラダにとてもよいです）。

あたたかいと感じるかも知れませんし、すずしいと感じるかも知れません。どちらも混ざって感じる、という方もいます。

私がこの微震動を初めて感じたときは、すずしく感じました。あれ、鳥肌かな、と思ったのもあると思います。でもよくよく感じてみると、鳥肌じゃない、と感得できたものでした。

ともあれ、この微震動が走っているのが、肌で感じられるまでに気勢が高まっている、ジン下震動が増している状態です。

気を操縦しよう ～ 降気

気をめぐらせて、それを感じられるようになりましたから、今度は**気の操縦**で遊んでみましょう！　一ページ、また一ページ、と急がずに感じていってくださいね。

ここまでの循気にもう慣れたとあれば、鼻呼吸でも大丈夫です。呼吸凪から始めて。

では操縦。まずは**上から下へ**（以後この流れを**降気**といいます）。

① 循気をします。

② 自分の上から気がとおって・自分の下のほうへ抜けていきます。

③ それを感じます。

座っているなら、アタマのほうからおしりや両足をとおって床へ。

立っている・寝ているなら、アタマのほうから両足へ抜けていきます。

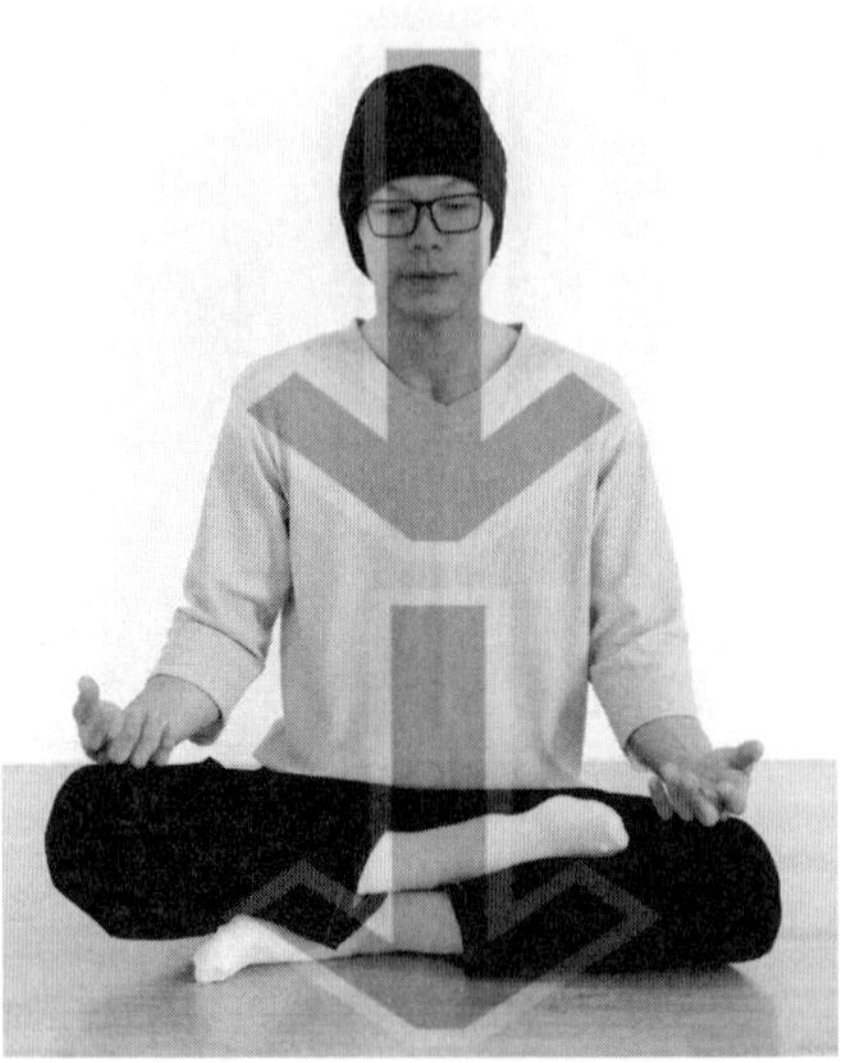

気を操縦しよう ～ 舵気《だき》の一：前後

降気の感じがつかめたら、その流れを前後へふってみましょう。
まずは**後ろ側へ**。

① 上から下へ降気が抜けていきます。
② 降気の多くがカラダの後ろ側を抜けます。
（後頭部～背中～脚の後ろ側・床側・など）
③ それを感じます。

感じましたか？
感じたら今度は**前側へ**ふってみましょう。

① 上から下へ降気が抜けていきます。
② 降気の多くがカラダの前側を抜けます。
（顔～胸～お腹～ヒザ上～スネ・など）
③ それを感じます。

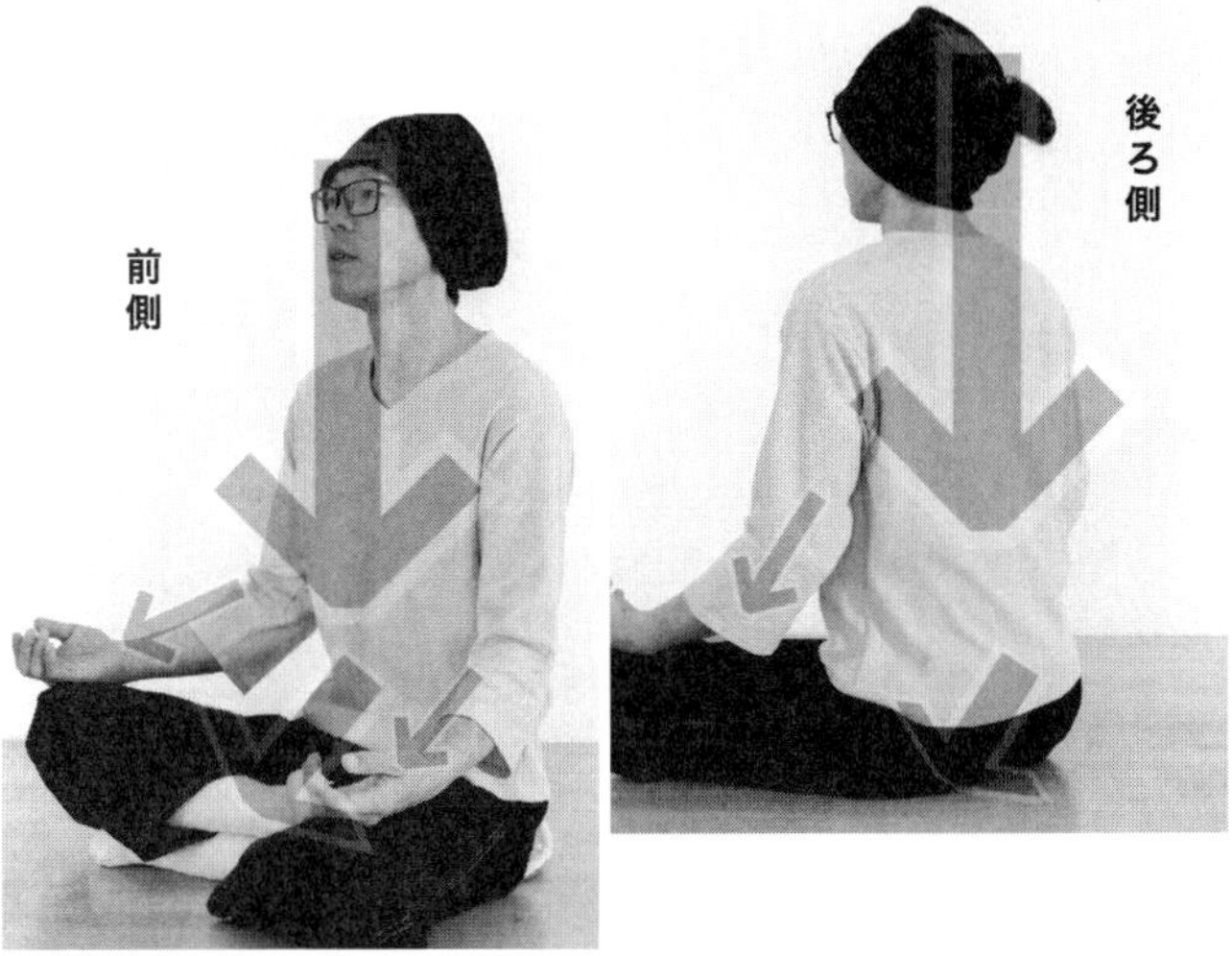

気を操縦しよう ～ 舵気の二：内側

前後へふる感じがつかめたら、今度は**カラダの内側**をとおしてみましょう。

普段から目がいかない内側は、それだけ意識を行きとどかせていない割合も高いです。なおさら急がず、ゆっくり遊んでみてください。

① 上から下へ降気が抜けていきます。

② 降気の多くがカラダの内側を抜けます。
（アタマ～鼻腔～ノド～肺～横隔膜～胃腸・など）

③ それを感じます。

やっていると、横隔膜や胃・腎臓・肝臓など、普段ほぼ感じることがない臓器たちがジワ～ンと振動しているのが感じられるかも知れません（少しウップともなるかも）。

ぜひ、カラダの内側にも気をめぐらせるようにしていってみてください。

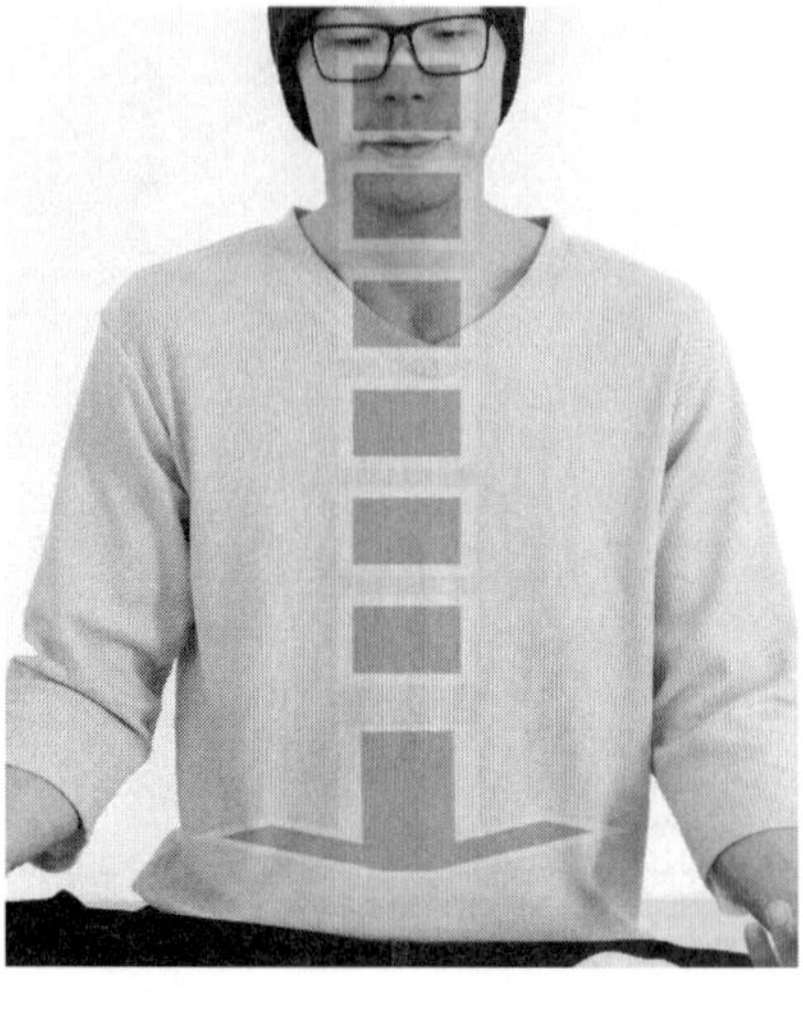

気を操縦しよう ～ 舵気の三：左右

もうだいぶ慣れてきたようですね。では、今度は流れを左右へふってみましょう。
まずは**左へ。**

① 上から下へ降気が抜けていきます。
② 降気の多くが左足に抜けていきます。
（半跏趺坐などなら左ヒザに）
③ それを感じます。

感じましたか？
感じたら今度は**右へ**ふってみましょう。

① 上から下へ降気が抜けていきます。
② 降気の多くが右足に抜けていきます。
（半跏趺坐などなら右ヒザに）
③ それを感じます。

左へ

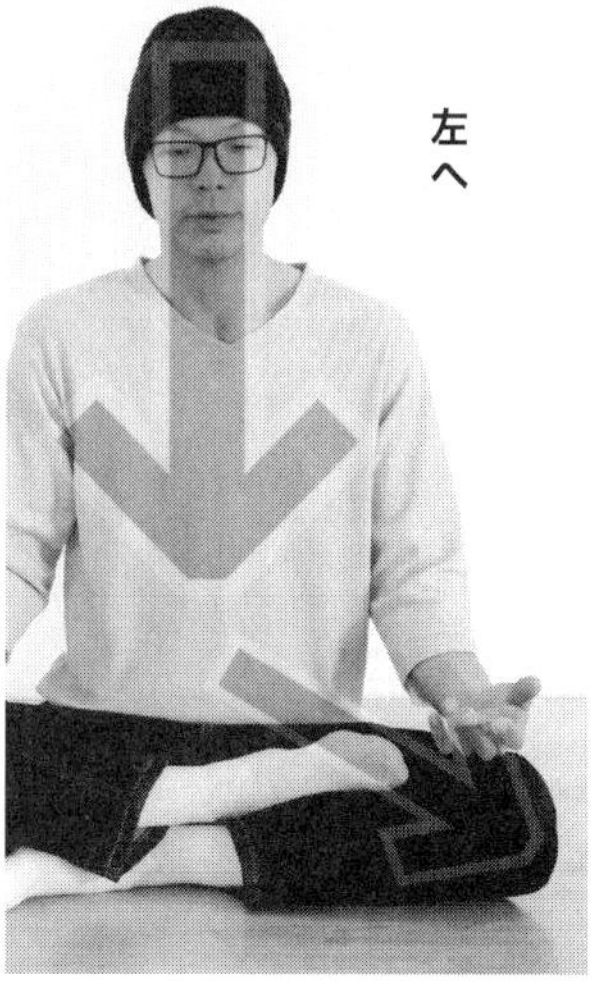

右へ

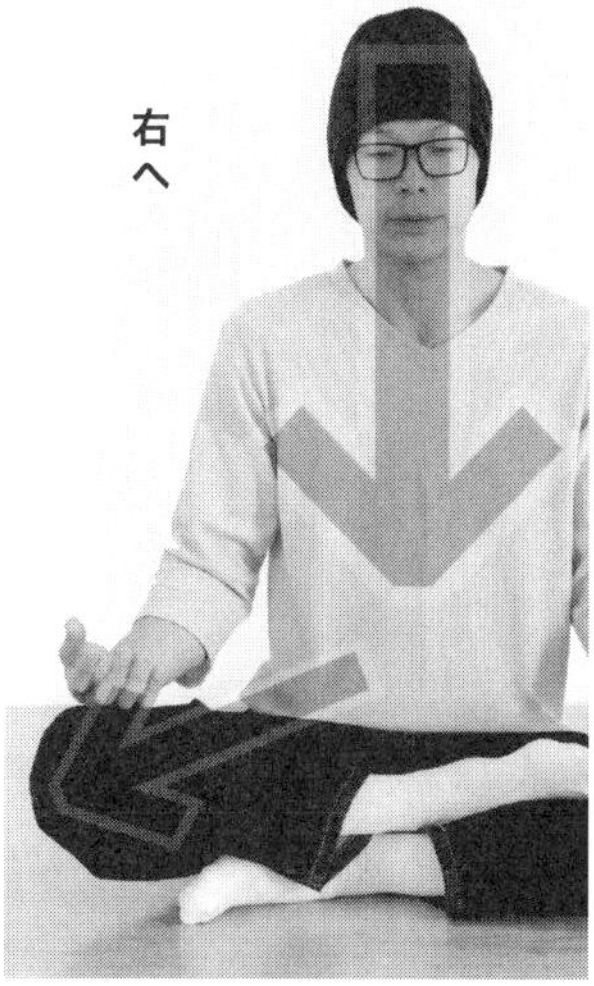

気を操縦しよう 〜 舵気の四：両手

これで、ひとまず最後になります。降気を**両手に**流して溜めましょう。

① 上から下へ降気が抜けていきます。
② 降気の多くが両腕をとおって・ヒザ上の両手のひらに溜まっていきます。
③ それを感じます。

溜まっていってる。
溜まっていってる。

どうでしょう？
溜まったら、せっかく溜まってくれた気ですからちゃんと使わせてもらいましょう。
右手を胸にあてて、広がるジワ〜ン。
左手をお腹にあてて、広がるジワ〜ン。

操縦、お疲れさまでした〜！

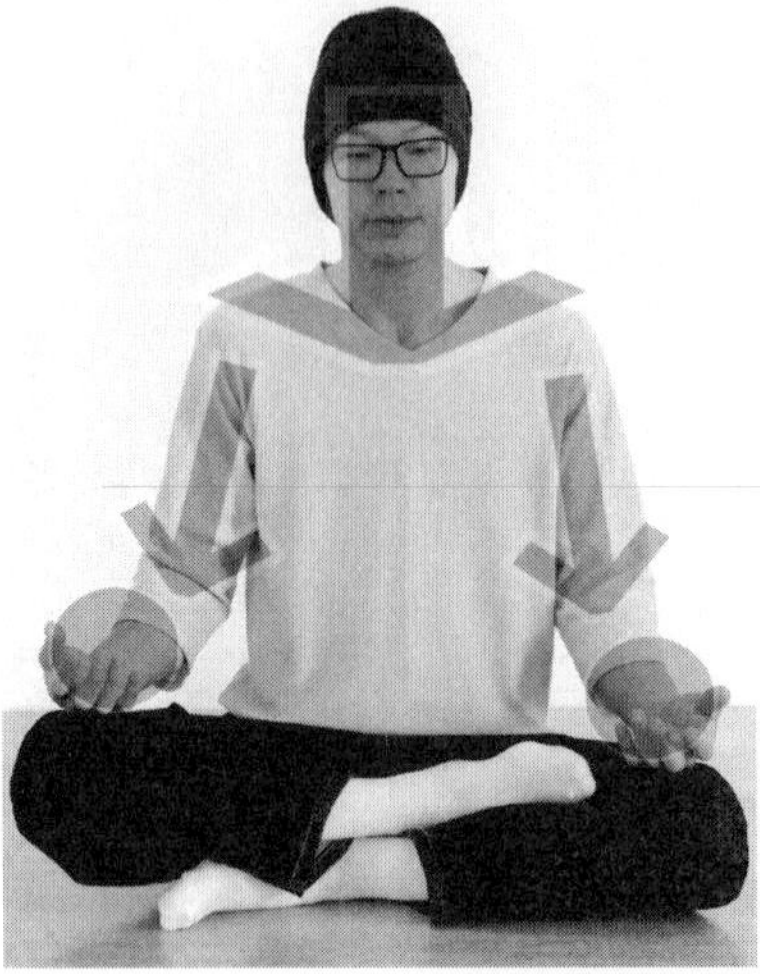

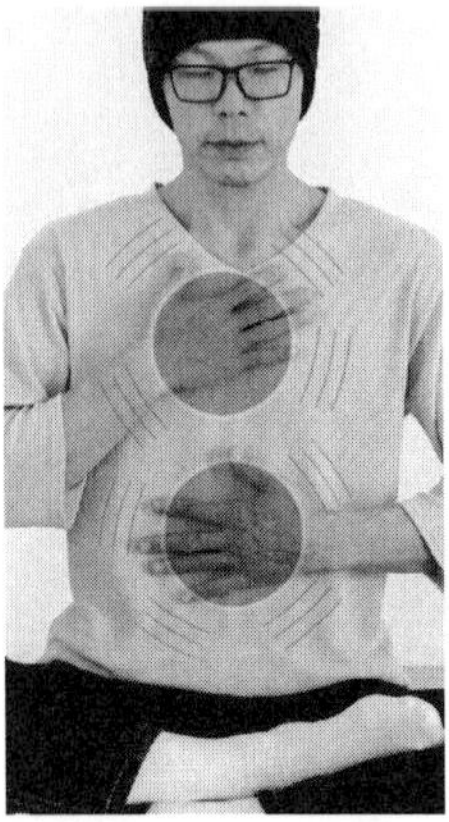

【実技の座学】 発想するままに遊ぼう

気の操縦を、楽しんでいただけたでしょうか？　こうして実技で一緒に遊んでいるあいだも浄整その他が増しています。いいことづくめですね！

呼吸凪する。循気する。微震動を感じる。操縦する。私は、これらのことがおもしろいと思います。趣味です。八夕目からは見てとれない、けれどこちらは気に・流れに・カラダに・自分に、意識をいきわたらせて遊んでいる。そうやって**ちょこちょこ遊んでいるのがいちばんの上達法**です。

私も、ふと思ったときに気を操縦して遊びます。ご紹介した降気・舵気もしますし、下から上への昇気とか、カラダ全体を右から左へ・左から右へ抜ける横気とか、思いつく流れで遊びます。

あなたも、**自由に発想してよい**のです。そこにこそ気の、無限の可能性・広がりがあるといえます。

もし、ここまでご紹介したことが「よく分からない・感じない」としたら、それも気にしないでください。ここはひとつ、私を信じて。書いてあるとおりにやっているなら、あなたは出来ています。「自分は出来ている」と知っていてください。あとは焦点があうだけ・感じるだけ。時間の問題です。

今日の循技例 一▼**充手**（じゅうしゅ）

「循気と循気掌」の授業では、毎回いくつかの循技をご紹介します。今日は二つ。日本語には「手当て」という言葉があるぐらいですから、私たちのご先祖さまたちは手をあてることが治癒回復を助けることを知っていたのでしょう。最初にご紹介する**充手**も「テをアてる・アてがう」という意味です。

① 循気をします。
② 上から下へ降気が流れます。
③ 痛い・よくない箇所に触れるように手をあてます。

カラダをとおる気・腕に分岐した気が、触れている箇所で合流し、（勝手に）効果が増します。

ラクに触れていにくい箇所の場合は、ラクに触れていやすいところに手をおき、その箇所にあてている「こと」にします。

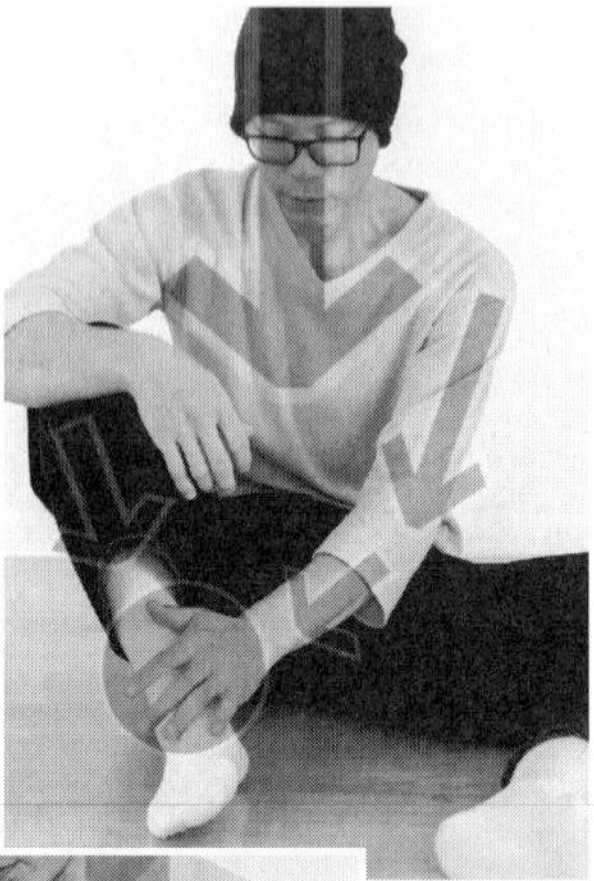

▲例1 足首をひねったとき

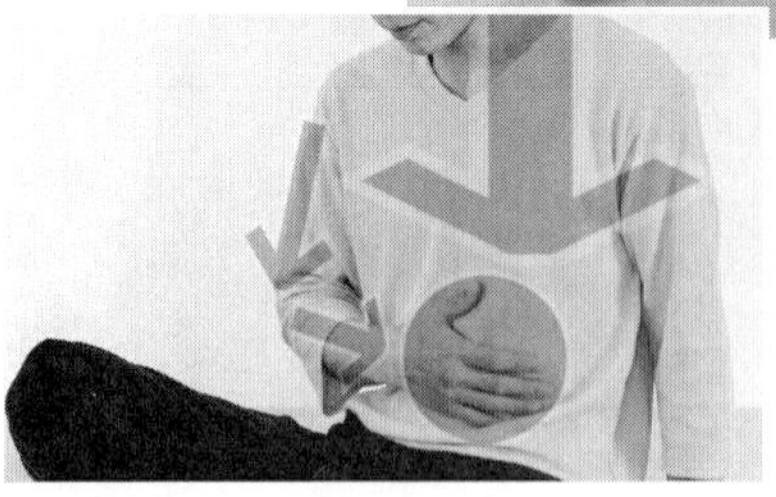

◀例2 お腹がいたいとき

今日の循技例 二▼温穏盆（おんのんぼん）

充手をほんの少し応用した循技です。中国語では骨盤のことを「骨盆」といい、それが名前の由来になっています。

①両手を下腹部にあてます。
②循気をします。
③上から下へ降気が流れます。
④両手から出る気が下腹部に溜まっていくのを感じます。
⑤溜まってきたら骨盤にも浸みこんで包んでいくのを感じます。

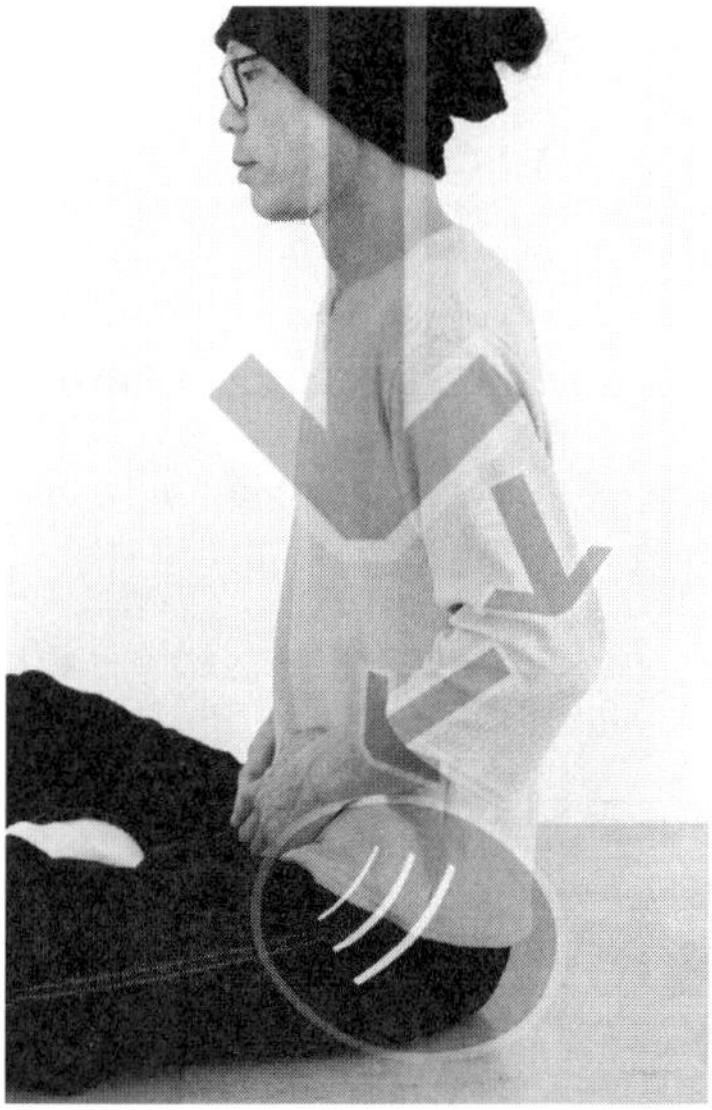

下腹部がジワ～ンとあたたまって、骨盤もゆるんでくるでしょう？

骨盤とはよくいったもので、骨盤は解消されない感情が沈殿していく受け皿でもあります。就寝時にフトンのなかで温穏盆して、一日の感情をゆるめ散らしてあげるのも、とてもよいものです。

女性には月経もありますから、とくにオススメです。

今日のオマケ

息数えの瞑想

ラク～にして、息を数えていきます。

自分の息を数えるのが、ここでのあなたの仕事です。


吸って…、吐いたら…、１。

吸って…、吐いたら…、２。


いくつまで数えるかは問題ではありません。

数えることそのものが目的で、あなたの役割です。

例えば、１０まで数えたらまた１に戻る、で大丈夫。


息は、吸い込もうとするよりも、空気が滑らかに入り込んでくる感覚で。

吸うのも吐くのも鼻からで大丈夫。


なにか違うことを考えていることに気づいたら、また息を数える仕事に戻りましょう。

お好きな数から再開します。

１からでも５からでもいいです。


いくつ数えてたか忘れた場合も、同じようにまた数え始めましょう。


ラク～にして、ラク～にして、数えていきましょう。

そのまま眠ってしまっても大丈夫。

息数えしながら充手も

痛いところ、具合がよくないところがある場合は、その部位に触れるように手をあてて、息数えしていくとよいです。

ラクに手をあてていにくい場合は、ラクに当てていやすいところに手をあてて、その部位に手をあてていることにします。


この「息数え」は本当に素晴らしく、これだけで循気（と充手）の効果があります*。

筆者自身も救われた経験があり、心地よい、痛みが和らぐ、寝つきがよくなる、など評判です。あなたの周りでも役立ちそうな方がいるときは教えてあげてください。

（*循気は体系化された技術です。これ以上に・極めて広く応用・展開していけます）

寧寿屋　循練行気研究会

循気と循気掌　初級コース

二日め

座学　**設定について**

実技　**循気の応用**

二日めの座学 ― 設定について

二日めの座学は一日めよりずっと短いです。焦点は「設定」になりますよ。

私たちは、どんなときに「設定」という行為をするでしょう。例えば、目覚ましが鳴る時刻とか、洗濯機の洗い時間・洗い方とか、お風呂に電子レンジに、携帯電話やパソコンの動作などなど、日常のなかで私たちはたくさんの設定をしています。

そして**設定**は、機械だけでなく自分にも適用できるココロの技術・すなわち**心術**で、循気・循気掌でも大いに役立つものです。

行動（＊）と体現および現実化・三種の原動力

私たちは常々、大となく小となく、なんらかの行動をしています。なんらかの結果や状態をもたらすため、その結果や状態が「現実」になるようにするため。

洗濯機を使うのは衣服がきれいな状態を現実にするためですし、インターネットで検索するのは欲しい情報が得られたという結果・状態を現実にするためですね。

（＊）ここでいう「行動」は「思考・発言・行動」をすること・しないこと・どのようにするか・どのようにしないか・といった表出の全てを含みます。

私たちには、行動・体現・現実化の原動力になるものが三種類あると考えられます。それら三種はおたがいに重なりあい、織り混ざってもいるものですが、ここではあえて明確に分解して並べてみましょう。

①欲求がある

欲しいものがあるとき・したいことがあるとき、あるほど、私たちは行動します。スニーカーが欲しい、ハワイ旅行にいきたい、ピアノを覚えたい、などなど。

達成による**喜び・満足感**（の見込み）**の程度**によって欲求の強さが決まり、**原動力としての強さ**が決まりますが、その強弱は幅がとても広いものです。欲求は原動力として実に分かりやすいものであると同時に、カラダひとつ・一日二四時間の制限があるなかで、行動が優先しにくい・されにくい傾向も強くあります。

ちなみに、かなり強い欲求なら②必要性と同様のものになり、極めて強いものなら③当然であるものに昇華します（この点について項末でいちおう補足します）。

②必要性がある

ないと成立しない・不都合だ・困る・などの（実際そうかでなく）**感覚**や**前提**があるとき、あるほど、その条件を満たすために私たちは行動します。

例えば、ある青年が一万円をもっています。彼には欲しい靴があり、それが一万円します。来週から始まる仕事のための服も一万円します。おそらく彼は、仕事用の服を買うでしょう。欲しい靴は給料が入ったら、などとして。

必要とすることは原動力としてより強い、よって優先しやすい・されやすい傾向があります。と同時に、**出どころは不安・怖れ**であり**目的は安心・安心感**であるため、欲していないけれど強いられているという負の感覚や、充実していにくい・疲弊しやすい、など負の状態をともなう傾向も強いものです。

ちなみに、私たちのあいだでは、必要性が原動力になっていながら③当然であるとみなされているものも多くあります。

③ 当然である

こうであるのが普通だ、そうでないことはありえない・考えられない、などの**感覚**や**前提**があるとき、あるほど、疑問視も抵抗もなく私たちは行動します。化粧をしないで外出することはありえない、ウチでは夜九時に寝るのが普通だ、営業成績が常にトップなのが当たり前、などなど。

当然であることは、**疑問をもたない・そうあるべきでない理由がないため迷いがない・苦にならない**、よって速やか・円滑に運ばれ（てい）る・実現され（てい）る傾向があります。優先する・しないという概念もなく優先されている傾向が強いものでもあります。言い換えるなら、**自動化されている**といえます。

営業成績トップが当たり前という人は、トップで居続けるだけの条件を満たすにあたって、多くのことが自動化されているでしょう。ひらたく言えば、よい心がけ・よい習慣が多いということ。またそれが自分にとって普通のことなわけです。

私たちは、なんで衣服を着ているのでしょう？

着ていないと凍える、無防備すぎてケガする、恥ずかしい、問題が生じる、などなど理由がでてくると思います。でもそれらは、意識的に思考をめぐらし・見つめてみて初めて出てくる答えのはずです。私たちのほぼ全員は、ふだん疑問ももたず・よって面倒くさがることもなく、当然のこととして衣服を着ていますよね。

ここでカギになっているのは、**感覚化**していること、いわば**機械的**であること。

そうだと知れば、技術応用ができそうです。

さて、この項をしめる前に、①で触れたことの補足をこちらで。

かなり強い欲求は、満たされないと執着になり不安（②必要性）のもとになり、知らぬ間に囚われてしまうものです。いわゆる煩悩ですね。

もうひとつ、極めて強い欲求は、それを満たさないのは考えられない、よって行動として表出してしまう、強さを超えている、頑張っているとも感じない。また喜びが大きいので情熱の対象であったり、趣味として続いていたりします。

もし、それが生業になるなどで②必要性をも満たしているとしたら、その人は最高に充実した幸せな日々を送っていることでしょう。

自分の手をはなれている

前項でみた三種の原動力のうち、行動・体現・現実化において有利なのは、強い力というより滑らかな推進性を発揮する、③の当然である状態・自動化されている状態でした。それを**意図的に利用する**のが、ここでいう**設定**です。

営業成績が常にトップの人は、ただよい習慣があり、そのため自動的であるかのように条件がそろいつづけているわけではないはずです。さまざまな設定が重ねられた行動・体現で日々を生きているでしょう。自分の一日二四時間が満足をもたらす行動でうめられている状態が、意図的に構築されながら普通のことになっている、ということ。
ただですよ。この例は人生・日々・自分なる存在、といったような大きな規模での話であって、循気・循気掌での設定の活用はもっとず～っとカンタンなものです。

いま、私はペンを握っています。その手をひらいたら、どうなるでしょう？　ペンが浮いたままだったり、天井にむかって飛びあがるとしたら、あなたはきっと仰天しますす。そうなるのが当然だとは思っていないからですね。床に落ちると思うでしょうし、それ以外ないと思うはずです（それを仰天させるのが手品師ですね）。

そのぐらい当然・普通と思っているとしたら、それは最高な、理想的な設定の状態です。そうだと「知っている」と言ってしまえるぐらい、といえます。

もちろん、あくまで理想の話ですから、理想を知ったうえで気にせず、お気楽にかまえていてください。

さて、こちらが望んでいようと望んでいまいと、手をひらいたらペンは落ちます。そうなることを私たちは知っている、というか知っていると言ってしまうぐらい当然だと思っています。

それと同じで、設定は**願望ではない**のです。それと同じで**念でもない**もの。

もちろん望むことだから設定するのですが、念じるような、集中して働きかけるようなこともしません。

願望や念は、求める結果や状態を当然としていないことの表出で、そうであるほど設定としての性質は減り、また力・強さで押す勝負にもなります（それにもチョットした使いようはあります。後述）。

洗濯機と同じ、定められたから、自動的に運ばれている・成立されている。つまり**自分の手をはなれているものとする**のが設定の姿勢になります。


気をめぐらせるときに「めぐれ〜」とするのは、めぐってほしい・だから押している状態になっていますし、集中して、まさに念じて働きかけています。力をだしていますし、集中はすなわち収縮です。

光子・電磁波は力で押さなくても・押そうとしなくても、意識（つまり設定）にそって動いてくれます。そしてもちろん、気がとおりやすい状態が望ましい。

気は拡散（そのもの・するもの）です。

ひろがり・行きわたる性質で、密度が低い物質ほどとおりやすく、よってこちらは弛緩しているのが適合・整合するものでしたね。

ですから、

〃はい、（こう）めぐりま〜す〃（設定）

としたらスイッと、

〃うん、（こう）めぐってま〜す〃（進行中）

ぐらいなのがよいです。

進行してるか分かりません・けど分かってます、つまり分かってます、でよいのです。

さらにいえば、めぐらせ始めから〃はい、（こう）めぐってま〜す〃としてしまってよいものです。

ある意味で、嬉しいことがあったから感謝する、の代わりに、先に感謝しちゃう・その理由である嬉しいことが起こらざるを得なくなる、みたいな感じです。

かくいう私も、施術を始めたころは、人様にめぐらせながら「ほんとにできてんのかなぁ」なんて思っていました（笑）。そのたびに、「まあ、どのみちナン回もやってれば普通のことになってくわけだし。やってってればイイや」とも思いつつめぐらせていたものでした。

それでいて毎回、よかった、気持ちよかった、すごかった、といったご感想をいただいたり、体感・体験の詳細を伝えていただいたりしましたから、やっぱりちゃんとできていたわけです。

進行形がよい

設定では、一般的に、「こうする」といった行為・行動よりも「こうである・こうなっている」という状態のほうを焦点とするのがオススメです。とくに循気・循気掌における設定ではそれが大切になります。

例えば、「〇〇を勉強したい・勉強するぞ」と思うとき、勉強することそのものは目的でなく、手段であり過程であって、実際に求めているのは「知っている」という状態に自分がなっていることですね。もし勉強しなくても知っている状態になれるものなら、その道を選ぶことも考えられるわけです。

それと、「勉強する」はここでの場合、未来形にあたる表現になります。「今ではないいつか・勉強することになっている自分」という状態を設定し・体現していることになる。じゃあいつ勉強するか、となると、予定を（たてることも）必要とし、より意志の力も要することになります。それほど自動化されていません。

それでは面倒が多いので、「勉強している」という「状態」にするほうが便利です。行動そのものよりも、その行動が起きている絵・世界を設定する、と考えるとよいでしょう。それからスイっとネット検索でもしてひとかけらの知識でも得ようものなら、その絵・世界をすでに体現している・現実化していることになります。あとは、その状態が日常にもあるものにしているだけ。

さらにラクなのは、自分は「～している人・～な人」とか「～しているのが普通のこと・～なのが普通のこと」などとしてしまうことです。

「よし、これから勉強を毎日一時間やるぞ」となると、あたかも「勉強を一時間やること」が目的になる、誤導的な設定になりかねません。やはり意志の力も必要になりますし、ブレーキをかけながらアクセルを踏んでいるような進みにくさや浪費をともなうツラいものになりがちです。

「よし、私は勉強する人・してる人」とか、「これからは勉強してるのが普通のこと」とするほうがスイっとした推進性をもたせてくれます。しかもこの場合、日常にあらたに追加されるものが、時間をとる・割かせる行動ではなく、時間そのものといえる「状態」の一層・一要素であるだけな点も、無理のなさを助けます。

ヘンな例ですが、私自身の近年の設定で「爪先立ちが普段の立ち方」としたものでした。ヘタに「一日ナン分」などとするより、思考も時間もとられず面倒に感じず、日常の移動などに重ねあわせ・溶けこませていられます。カカトを浮かせているのは今も普通の、おもな立ち方・歩き方です（循練行気の関連研究の一環でもあり）。

前置きが長くなりました。


今でない未来の行動よりも、**連続している今の状態を定める**こと。

循気・循気掌においても、まさにその設定が便利です。

なので、設定の言語化としても「～ている」という進行形がよい、ということになります。

前項で、

― 始めから〝はい、（こう）めぐってま～す〟としてしまってよい ―

とお伝えしたのも、そういうことです。

二種類の想像

あらゆる行動・体現・現実化における最大の要素は「想像」でしょう。想像できないことは、欲することも怖れることもできず、まして当然のことになるのも不可能なはずです。

「想像できることは実現できる」とよく言われますよね。ＳＦ（空想科学）小説の父・ジュール・ヴェルヌの言葉ですが、いかにも科学の人、かつ一分野を拓いたほどの人らしいですし、まこと名言、と思わされます。

名言が名言になるのは、的を射ていて人々の琴線に触れる、つまり納得されるからです。となれば、「想像できることは実現できる」ことも人々が無意識下では知っていたことを意味しますね。想像とは、私たち人類にそなわっている本質的・本能的な特性なのでしょう。

二〇一七年に私が気功術について読み漁っていたとき、ある先生が「気功は想像です」とおっしゃる、といったことが書かれていました。当時の私も、さもありなん、とうなづいた次第ですが、いかにも想像なくして気功術なしといえます。

そして、循気・循気掌では、想像には二種類あることをお伝えしています。

ひとつは、**能動的想像**です。明日はこの服を着ようかな、ナン時にドコドコかな、こんな機能があるこんな製品ができるな、とかとか。

想像力を駆使して像をむすぶ（未体験の物事も含む）場合や、順序だてる・計画だてる場合など、もてる情報を材料にして構築・合成する創造的な**心的活動**です。一般的にはただ「想像」というと、この能動的想像の巧みさをともなう「想像力の発揮」を指している、という印象が強いと思います。

もうひとつは、**受動的想像**です。教室で同級生が後ろから肩に手をかけたときにそうだと判る・誰であるか察する、サイレンの音でパトカーだと判る・走っている様が思い描かれる、風の匂いで花があると判る・花の姿が思い浮かぶ、とかとか。

なんらかの刺激をうけたとき、すでにある情報から取捨整合した像がむすばれる・連想が働くなどの解釈がなされる**心的反応**です。会話や小説を楽しむのも受動的想像の連続ですね。

私たちの心頭では常々、これら二種類の想像が卓球よろしく呼応しては展開しています。循気・循気掌でも双方が使われるのですが、こちらは**受動的想像を主体とする**方式をとります。

気をめぐらせるとき、

①まず、どうめぐ（ってい）るかを設定しますね。そのために能動的想像が用いられるのですが、これは今のところ**あまり気にしなくてよい**ものです。

先生としてお伝えしないのは怠慢になる節があるので言及しますが、めぐらせ始めは力みなく・ふっ・と設定内容がそろうのがよい。なので、めぐり方がふっ・と思い描けるならできています（今そうでなくても遊んでは回数を重ねていけばよいことです）。

②さて、〝めぐってま〜す〟となっていて、その流れが感じられる。すると受動的想像がおこりますね。

つまり、設定で流れが始まる・その流れを感じる・よって思い描かれる。

という順序がよい、ということ。

このほうが、めぐるのが・より**念から離れた**・より**純粋な気**になります。

一日めの実技のとき、あなたはこれをちゃんとやっていました。

補足ながら、私が「気をめぐらせる」というとき、内実は「気がめぐっているのを感じる」ことなのだ、と受けとっていただくとよいでしょう。

めぐらしている・けど流れが感じられない、どこかで止まっている、ということもあります。

理由としては、設定での想像が不明瞭だったり、受術者さんが気のとおりにくい人ないし状態だったり、などなど。

ともあれ、そんなときはあらためて（きも～ち強く）能動的想像をし・かるく押してやります。それで、流れを感じたら〝よしよし〟となるのです。

手続き

設定は、当然だと感じていること、つまりシックリくる・自分のなかで整合している・すんなり思い描けることで成立します。なので、そう感じないことをいかに思い描いても、それは願望で、考えるほど力が要され・込められ念に近づきます。

そういうことがあるのは、**それこそ**私たちにとって**普通**のことです。なにを当然と感じられるか・すんなりシックリくるかで、人それぞれの得意・不得意が決まっている、とさえ私は考えています。もちろん経験によって上手くもなれます。

なにかを設定しようとしても当然だと感じないことは、ひとつに「それはありえない」と反対を当然と感じている場合。反対のことがすでに設定されている、しかも強い、ということ。もうひとつは、「それ以外のことがありえる・ありそう・あるだろう」などと複数の可能性がある・ないし強いと感じるため邪魔になり、意図している設定内容が純粋な一個にならない場合です。

そんな反対の設定・邪魔な可能性を払いさる、それによって疑いない純粋な設定を助ける行為を**手続き**と呼んでいます。

役場にいって書類を発行してもらいたいとき、私たちは申請の手続きをしますね。すると処理作業がおこなわれ、ついには発行されます。洗濯機を設定したあとと同じく、こちらの手をはなれて自動的に運ばれている・やがて完了することなので、こちらは待つだけ。お気楽なものです。

私たちは意外と、ふだんからこの手続きをやっているもので、多くは「決め事」にもなっています。朝の準備を・一連の行程で・毎日おなじようにおこなうとか、小物の置き方・並べ方をいつも同じにするとか、試合や練習で場内に右足から入る、とか。必ずしも必要ないけれど、やらないとシックリこない・気になる。やっておくと気になる邪魔なものがなくてスッキリ進められる。

たいていは簡素ですぐに終わる行為や所作ですが、手の込んだ形式や行程をともなうものが「儀式」でしょう。お守りをもつ、などのいわゆる「ゲン担ぎ」も手続きにあたる行為です。究極的には、なにかを現実にするために私たちがとる行動はすべて手続きだといってしまえます。

循気・循気掌でも、設定を助けるための手続きを使うのは有効です。例えば、床に座って態勢をとるときは左足から座るとか、両手のひらをシュッシュとこすりあわせて綺麗に払うとか。

なんらかの理由で自分の手続きができない状況があると、逆に気になってしまうことも考えられます。ですが、自分のかたちをもつとしたら能力の発揮しやすさを助けますから、まずそれに慣れ、対応のし方はその後につくっていけばよいでしょう。

自分の手続きができない場合には、より簡素なかたちにするとか、やったことにしてしまうとか、むしろ気にしないことにしてしまうのも一つです。いずれにしても、できない状況がそうそうあるほど大袈裟な手続きをもつことは基本的にないでしょうし、大袈裟なものにしないことをオススメもします。

整体など施術をされる方でしたら、手続きにあたる所作・決め事をすでにおもちかと思われます。施術所でお仕事されているのでしたら、状況の変化・変動を心配する必要もあまりないでしょう。

唱文《しょうもん》と循技名

本書で「行動」とひとまとめにしている「思・言・行」は、それぞれ、心頭でのおこない・口頭でのおこない・身体でのおこない、として現れ方・表され方が異なりつつも同じ根から派生するものです（仏教でいう「身《しん》・口《く》・意《い》」の三業と同じでしょう）。

前項まででわかることは、設定は「思」でなされ、手続きはそれを「行」で表す・ないし助けるもの、ということです。そしてもちろん「言」も、同じく設定を表しては助けるにあたり絶大な効力を発揮します。

いわゆる「マントラ」ですね。梵語で「言葉・文字」を意味し、宗教的に「祭詞・呪文・賛歌」をさす用語で、密教では「真言」と漢訳されるもの。それと同じように設定の明瞭化・単一化にもちいる言葉を、循練行気学派では**唱文**といいます。

そもそも言葉とは、その一つ一つが概念を納めた箱のようなもので、私たちの**意識の焦点と範囲を限定・制限する**働きをもち、だからこそ非常に便利なものとして機能しています。「リンゴ」と聞けばリンゴが思い浮かび、ほかの物事は焦点の裾野でぼやけるか意識のそとに排除されるものです。私たちは、意識がおよぶ範囲のなかでのみ判断・選択・影響ができ、その意識を拘束してしまうのがいわゆる「呪縛」です。

これは言語が言語であるかぎり宿命的な作用で、私たちは日常で自分や他者を呪縛することで、さまざまな体現をしては社会生活を営んでいます。

「呪」とは「宣《の》る」こと、つまり言葉を発することで、一般的にいう「呪い」のような恐ろしい意味は必ずしもありません。嬉しい作用も、嬉しくない作用も、すべては使い方ひとつ。すべての言葉は、まさに呪文ですね。つまり唱文とは、**呪縛の意識的な利用・技術応用**だ、ということ。「そうとしか考えられない」のですから。

ちなみに、私たちをキツい呪縛から解放する嬉しい作用をもつ言葉の使い方を、私は「呪解」と呼んでいます。言葉には縛る性質しかない（正しくは私たちが言葉に対して縛られる以外のことをしない）ですが、それを広く・ユルくしてくれる呪縛であったり、ある呪縛を反証して消してくれる別の呪縛です。俗にいう「魔法の言葉」の作用がそれで、発し手・受け手を**お気楽にしてくれるもの**と思うとよいでしょう。

言葉は呪文、とあれば使い手の私たちも、自分や他者がお気楽でいやすい言葉を選ぶ・発する、素敵な魔法使いさん・呪解師でいることを心がけていきたいものです。

さて、唱文。

気をめぐらせるさいの設定は、もちろん「思」だけで可能ですが、言葉をもちいることで明瞭さと円滑さが如実に増します。前述のとおり、言葉は概念を納めた箱のようなものです。ここで言葉に納められた概念とは「設定内容（の全て）」になります。

例えば、一日めにやった「温穏盆」なら、手続きとして下腹部に両手を充てます。そして設定内容は、①上から下へ降気が流れ抜けていく、②その降気の多くが両腕を流れていき、③両手から気がでて下腹部に溜まっていく、④そして骨盤にも浸みこんでいく。それらを感じる。

このような詳細や行程をもって「全体」であり、その全体をもって「暖穏盆」という循技である。それがアタマに入っているなら、心で〃おんのんぼん～〃と唱えることで、設定内容が芋づる式に・または一挙にそろって像がむすばれます。

ここでの例のように、循気・循気掌では、**多くの循技で**、その**名称がそのまま唱文として機能**します。そのために便利な表意文字である漢字を用いており、心で唱えれば流れるように要素が構築・混合されるため容易に像がむすばれるのです。

始めは少しだけ、循技名と設定内容をおぼえるために記憶力と能動的想像が要されます。その後は、歌詞をおぼえるのと同じですんなり出てくるようになります。そうであるほど、受動的想像がまさる力みのない設定を助けてくれます。

自分なりの循技名にしてしまうのも、もちろんよいです。その場合も、新しい名称に設定内容がちゃんと込もっている、心で唱えたら芋づる式にでてくる・そろう、といった点が大切になります。

留意点として、唱文は口頭で唱えず**心で唱えるだけ**のほうが確実によいです（憶えるために声に出すのはアリ）。そして実際に、少年漫画の主人公さながらに唱文や循技名を心で唱えては循技をくりだします。もちろん力みなく。おもしろいですよ。

例として二つ、オススメの唱文をご紹介しますね。やってみてください。

①〝ジン下震動〟

電磁波である気の、気たる有様を描写した唱文です。これが起こるから他のすべてが起こるもの。また浄整の四行程を一呼吸に一つずつ心で唱えるのも実によいです。

〝ジン下震動〟〝結合緩解〟〝振動分離〟〝配列初期化〟

実際には毎呼吸にすべてが起こっています。また一つ一つの行程を心頭で思い描くのもよいことです（一日めでの浄整の模式図をご参照。慣れるほど力みなくできます）。

②〝満ちて・響いている〟

すみずみまで気のめぐりが行きわたることをよく助けてくれます。循気でも循気掌の施術でも、あらゆる循技にあわせて有効な唱文です。

気をあげてしまわない

気を、自分から相手へ、流す。といった言い方をきくことがままあります。これは「自分がもっている気を相手に送る」という構図で意味・解釈されやすいので避けたほうがよい言い方です。ちょっと危険でもあります。

前述のとおり、循気・循気掌において気は「自分をとおる」ものですが、それはあくまで**そう設定する流儀だから**なのです。

これについて、よくない設定のよい例があります。

かつて「もみほぐし」をして暮らしていたころの私は、こうした技能を成立させるものは、技術とならんで・技術以前に「与える気持ち」だと考えていました。それが技術に反映されていく、とも。

その「与える」が、みごとに設定になっていました。一日に計四時間ぐらい施術した翌日は寝床から起き上がれない、ということがよくあったのです。

疲れている、ともちがう「空っぽ」な感覚で、力がでずに「ああ、僕は生命力をあげちゃってるんだな」と察しました。その「生命力」は、一日かけてジワジワ戻ってくる。なんだか腹がたって「関係ない、あげつづけてやるわ」と決めたものですが、今の私なら「ちがう設定にしなさい」と忠告するでしょう。

二日めの実技　―　循気の応用

ではでは、二日めの実技をやっていきましょう！

循気を応用した循技を六つほどご紹介します。人により・循技により、やりやすいもの・やりにくいものもあると思います。うまくできない・よくわからないと感じるものは後回しにして、ゆっくり慣れていけばよいでしょう。

今日の循技例一▼温穏盆放流（おんのんぼんほうりゅう）

温穏盆でやわらいだ感情をさらに流しさってあげる循技です。いわゆるアーシングと思っていただいてよいですし、ご自身のアーシングと混合するのもよいでしょう。

①温穏盆で下腹部・骨盤に気が溜まります。
②溜まった気が尾骨から流れでていきます。
③そのまま降気が流れこみ・溜まり・尾骨からでていく流れが続くのを感じます。

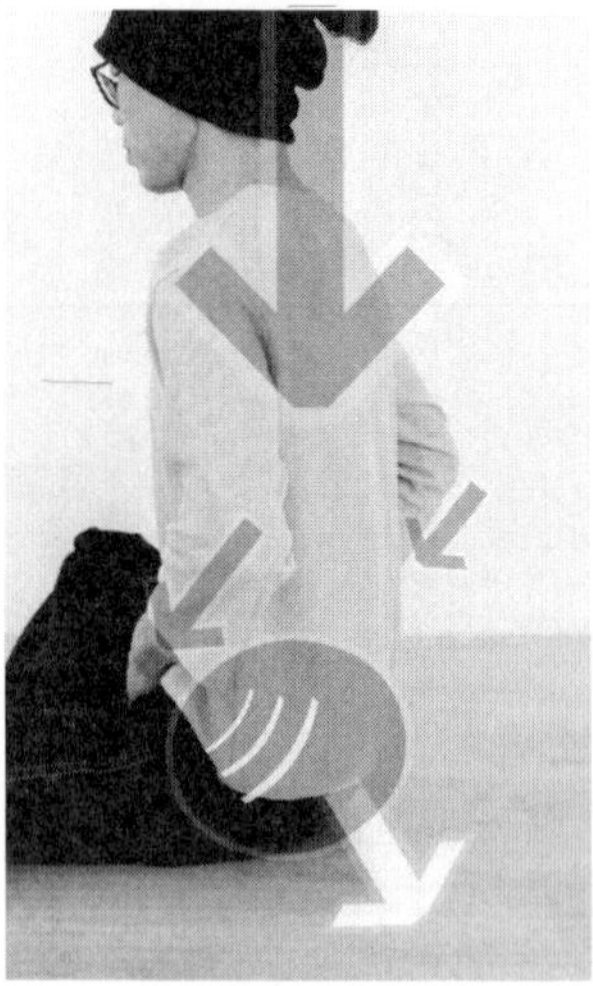

今日の循技例 二▼ 温穏盆至顎昇（おんのんぼんしがくしょう）

こちらも温穏盆から発展する循技です。少しだけ難易度がましますが急がずに。

①温穏盆で下腹部・骨盤に気が溜まります。
②溜まったら背骨を伝って気が伸び・昇っていきます。
③頚椎のてっぺん・頭蓋骨と連結するところに気が至り・そこで溜まります。
④左右にも広がりアゴ関節からエラにかけて浸みわたっていきます。

骨盤が解消されない感情の受け皿であるように、アゴの関節もまた表現されないままの感情が沈殿する箇所です。それをやわらげてあげましょう。

また頚椎のてっぺんで気があたる松果体も反応するのが感じられるかも知れません。

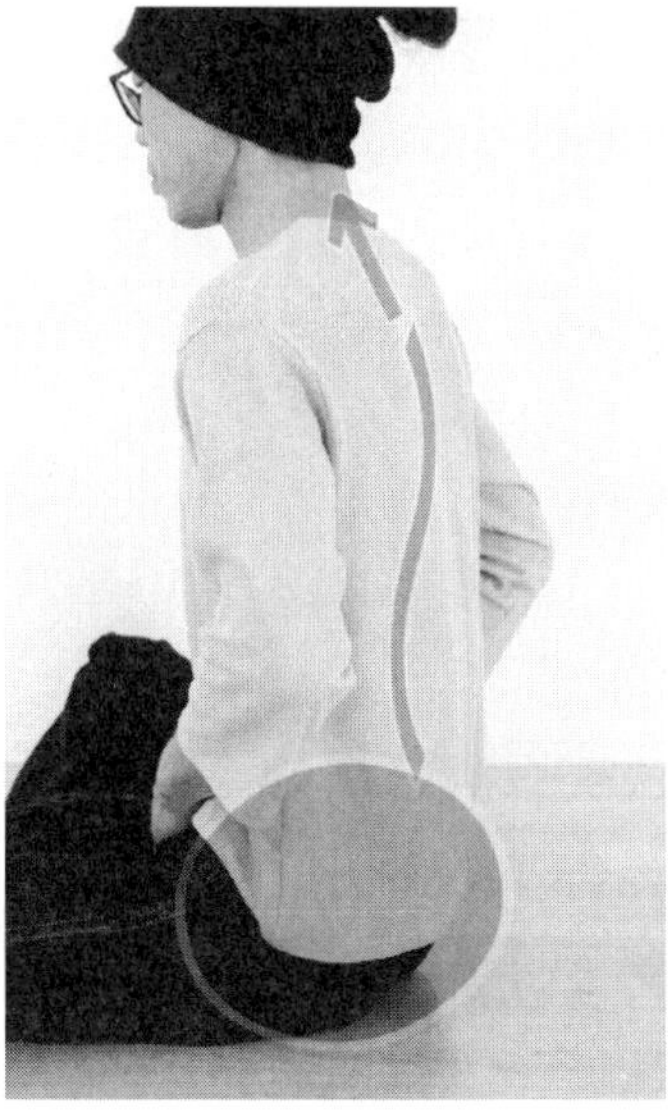

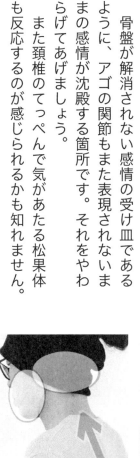

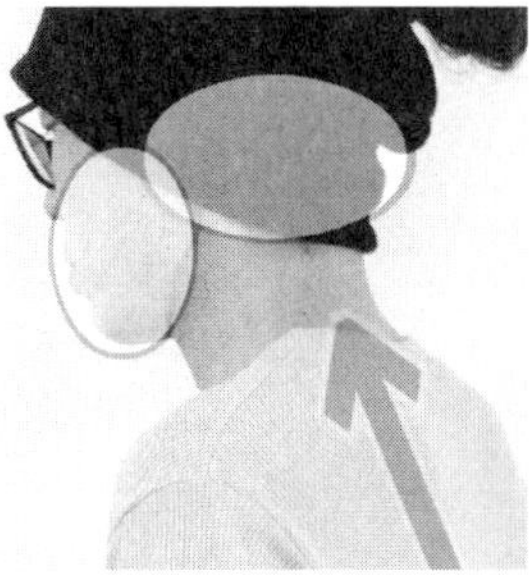

今日の循技例 三▼ 双輪（そうりん）

これまでは降気をおもな流れにしてきましたが、こちらは下から上へ流れる**昇気**で遊ぶ循技です。

① 自分の下から上へ昇気が流れていきます。

② 昇気の多くが会陰《えいん》（性器と肛門のあいだ）から百会《ひゃくえ》（頭頂）へ正中軸を抜けていきます。

③ 胸・肩あたりで昇気の両側に車輪のような気の渦ができます。

④ 昇気によって渦のいきおいが増し・渦によって昇気のいきおいが増します。

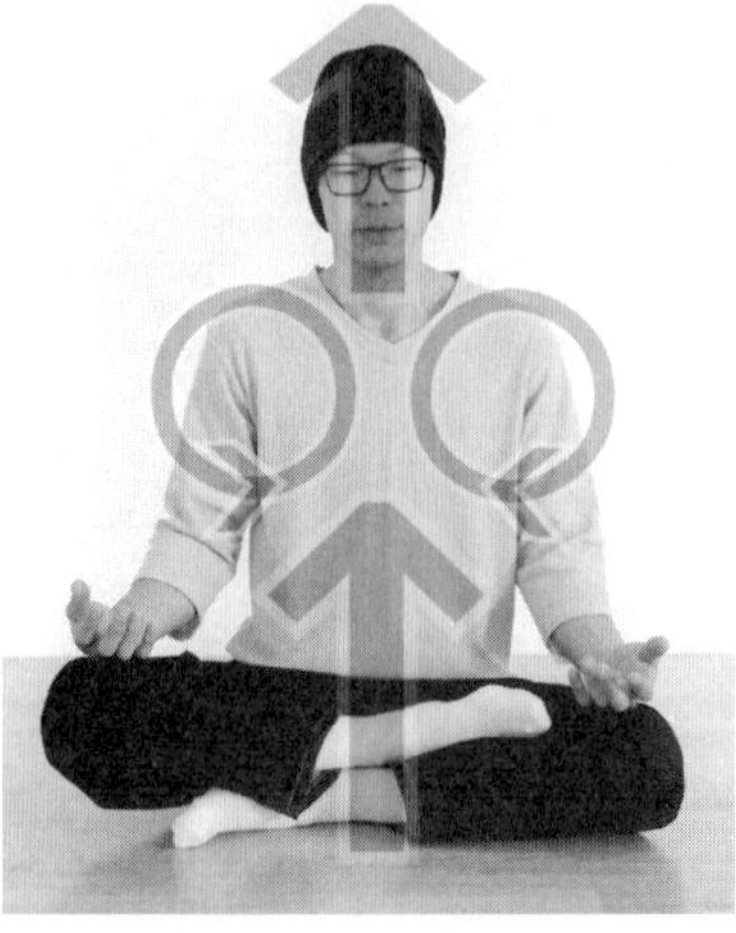

気管や鼻腔がスッキリするのが感じられ、風邪のときなどにとてもオススメです。渦の大きさや位置を自在にかえ、より鼻腔に・眼の裏に・胃に、などと焦点をかえるのもアリです。

今日の循技例 四 ▼ 宝珠（ほうじゅ）

今度は流すのではなく、いわば「やさしい光のばくだん」をつくる循技です。

①両手を数センチの間隔で向かい合わせ気でゴルフボール大の珠をつくります。
②できたら少し手を離し・①の珠を核として野球ボール大の珠にします。
③できたら両手を近づけキュッとかるく締め・吸いこむか呑みこむかします。
④カラダのなかを気がくだり・広がっていくのを感じます。

舌や気管などに微炭酸の感じがしたり、鉄のような匂いが鼻を抜けたりします。

つい表面にめぐらせがちな気をカラダ内部に浸み渡らせてくれますし、アタマや眼もスッキリするかも知れません。

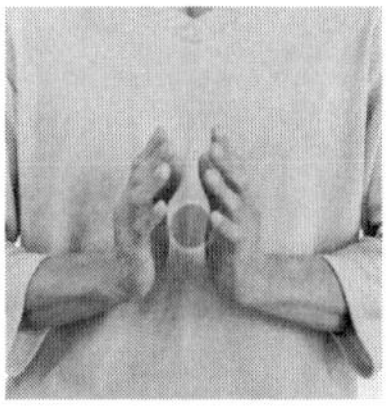

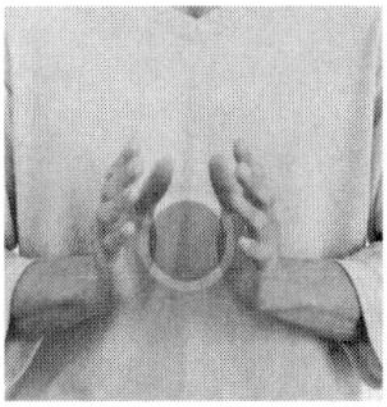

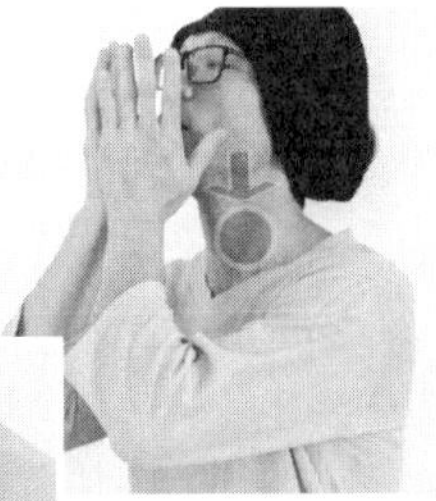

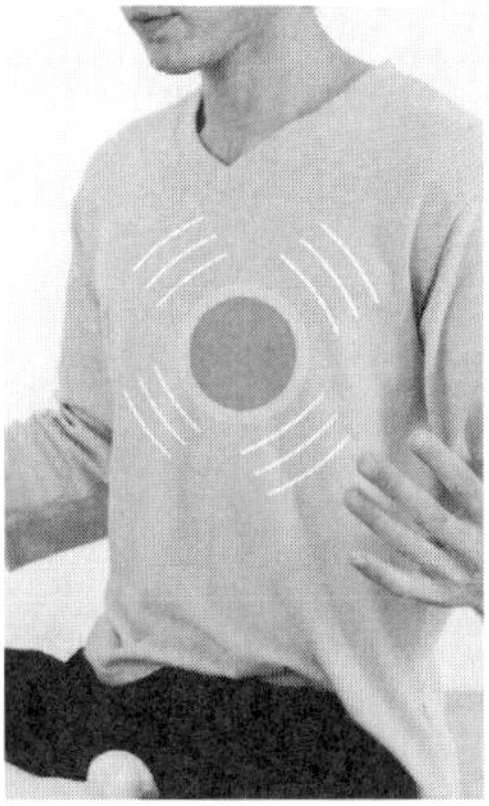

今日の循技例 五▼循気結界幕（じゅんきけっかいまく）

当てられたくないエネルギーや病原体などに対し、防ぐ・跳ね返すなど力を要するものでなく「ご縁をなくしてくれる・素通りさせてくれる」ものと考えましょう。

①宝珠の要領で気の小珠をつくります。
②できたらメロンほどの大珠にします。
③大珠ができたらお風呂の湯のようにアタマからかぶります。
④気が速やかに伸び広がり全身を包んでくれるのを感じます。

顔の周りだけにならないよう全身に。「（このまま）包まれている」など設定をすると持続しやすいです。

効果がなくなったら張りなおしたり、強めたいときは重ね張りも可。

＊コツ・別の手法を次ページでご参照。

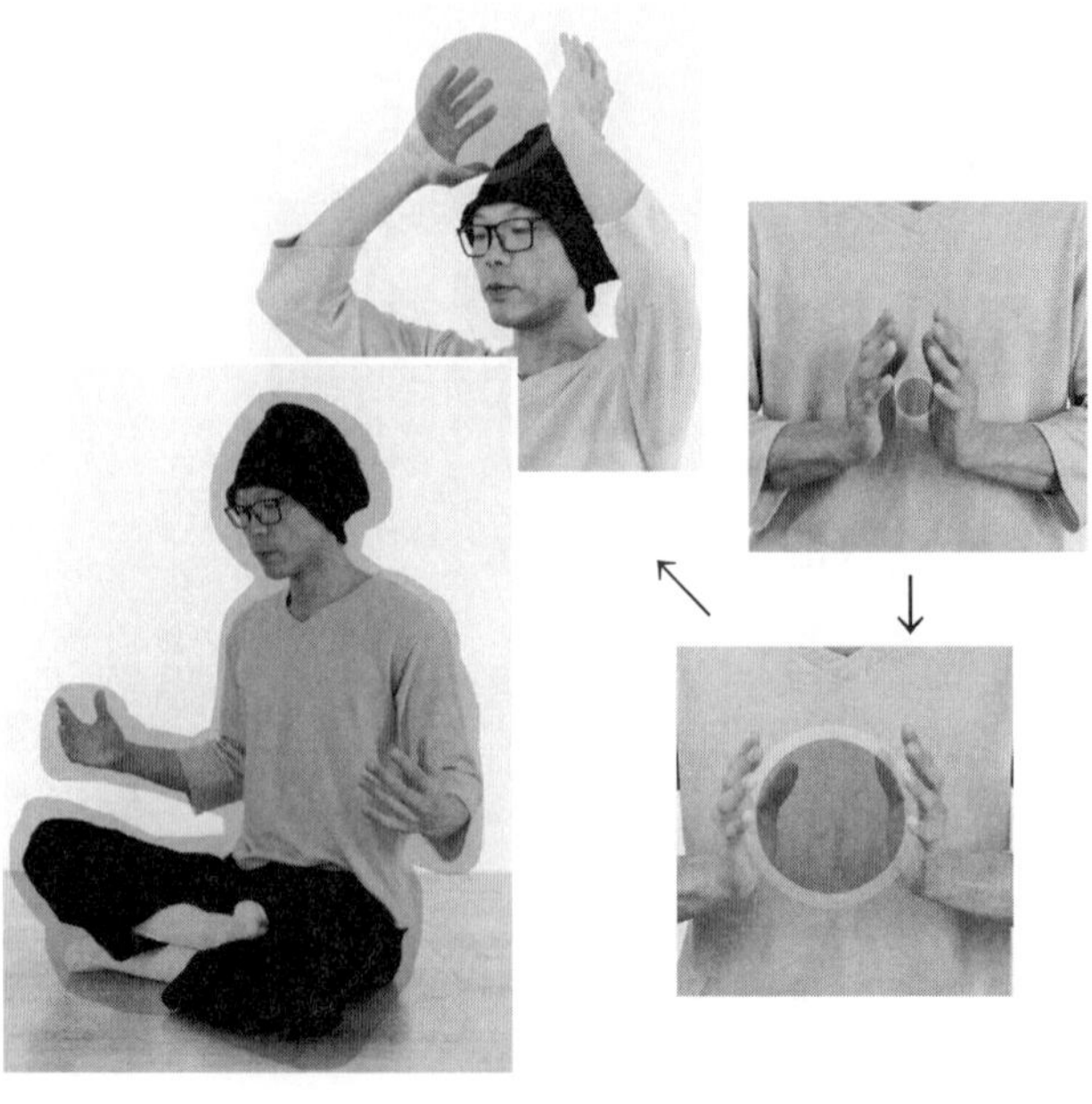

【実技の座学】珠づくりのコツ

宝珠や循気結界幕で、気の珠ができるのを想像しにくい・感じにくい、としたら私のやり方をご参考いただくとよいでしょう。両手のひらを向かい合わせたら。

① 両手のひらの中央から気が流れでて中間で合流し。

② 毛糸の玉ができるようにおたがいに絡みあい珠になります。

宇宙空間で水が球をなすように、やわらかい一個の珠でありつつ内部では止まらず流れつづけている感じです。

【実技の座学】循気結界幕を好きなかたちで

前ページでご紹介した液状のかたちは、分かりやすいと思って採用したものです。なので、手続きの仕草や包まれ方の形態は、自分の好きなかたちにできます。

慣れてきたら手続きを「かぶる」でなく髪をなであげる仕草にする、とか。さらに慣れたら珠もつくらず上着の羽織りを整える仕草で気が後ろから包んでくれる、とか。

液状でなく好きな形態にするとしたら、例えば、繭のなかにいる、翼が包んでくれている、とか。私などは自分が渦の柱のなかにいるようにして遊びもします。

また、顔だけ包まれていればよいなら、顔だけ包んでもらっているのもヨシ。こちらも私の例ですが、熊本県の山で暮らしていたころの春先に、クルマでふもとに下った途端クシャミが止まらなくなったことがあります。不可思議でしたが時期からして「農薬がまかれたか」と判断し、すぐに結界幕。宇宙服のヘルメットのようなかたちでアタマをおおうと、クシャミもすぐに止まったものでした。

【実技の座学】制限器をもつのもよい

このようにとても便利な結界幕ですが、やはりずっと意識のなかに入れて維持している面倒がなくもないでしょう。とくに外部からもらいたくないエネルギーとご縁をなくしたい場合はリミッター、つまり**制限器を身につける**のもオススメです。

例えば、指輪やネックレス、ブレスレットといったアクセサリーなどが使いやすいはず。衣服もよいです。貴金属・石（いわゆるパワーストーン）・木など、自然のなかで生成されたもの・結晶化されたものは効力も強いですし、もともと込もっている特性を利用する・かけあわせることもできますね。

お気に入りのアクセサリーや小物を、自分の制限器に任命し・気をこめてあげます。それを身につけることで、こちらの**感覚・受容を制限し鈍らせてくれる**のです。

必要に応じて複数を身につけ強化する、循気結界幕をあわせて張る、も可です。

今日の循技例　六▼双手巡回循気（そうしゅじゅんかいじゅんき）

一点に手をあてる充手とちがい、両手をもちい、その一点が通過点になるかたちで気をめぐらせる循技です。ここではまず、足首をひねったとでも仮定しましょう。

①片手をヒザに・もう片手を足裏にあてます。
②片手から気がでて・もう一方の手に入り・自分をとおってまたでていく「流れの輪」ができます。

一方に巡回する流れに慣れたら、逆方向に巡回する流れでもめぐらせてみましょう。

気の流れが思い描きやすい・感じやすいので充手より確実で、より有効性も高い循技として好評です。

また、二点間の経路は必ずしも直線である必要はありません。左図は腰にめぐらせる例。

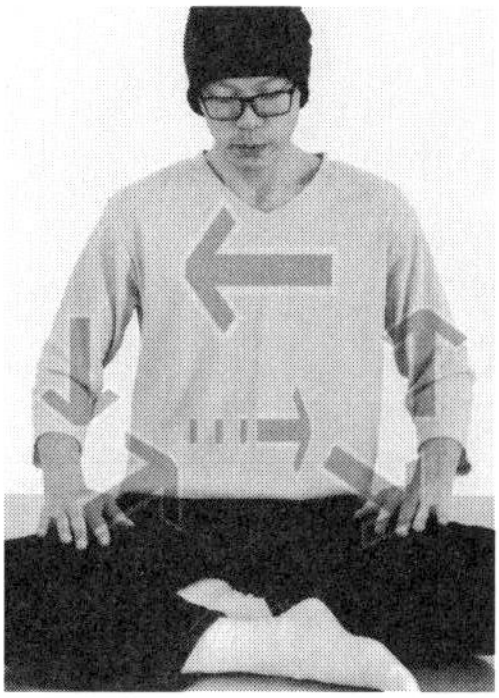

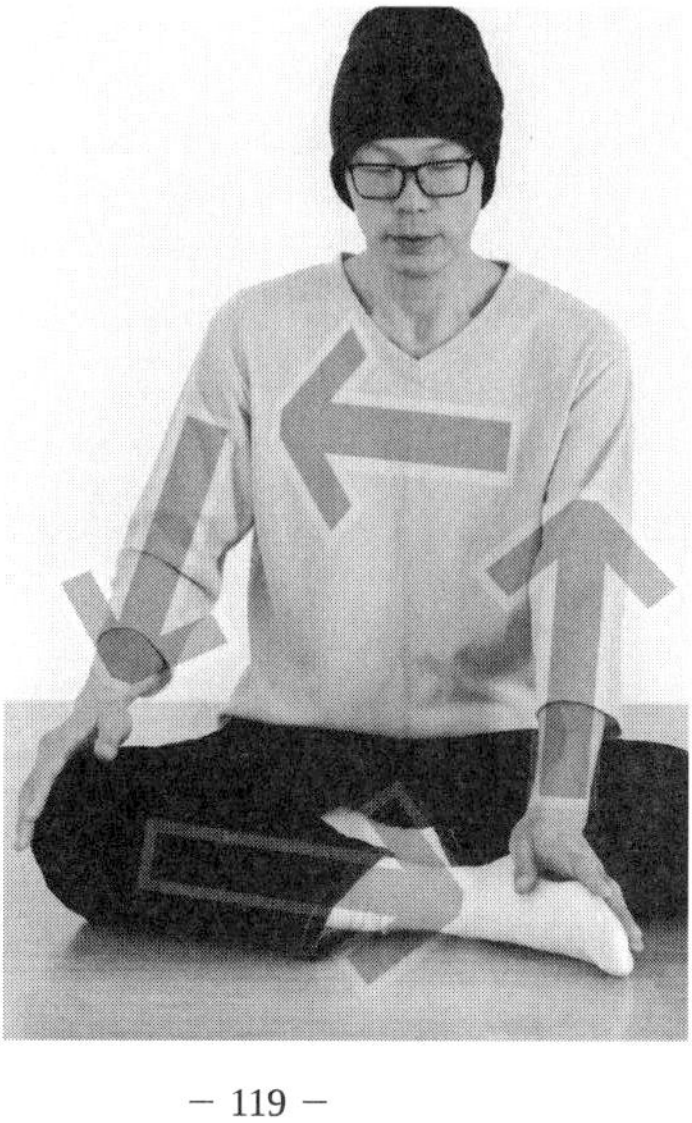

【実技の座学】自分をとおる・もう一つのかたち

一日めに「気はどこから来るの？」の項で、気は**自分をとおる**もの、とおり方には二種類ある、とお伝えしました。また、その一つ、周りの空間からエネルギーを収斂して自分をとおすかたちをお伝えしました。

もう一つのとおり方は、双手巡回循気にみられるように、**すでに・たまたま自分の気になっているエネルギーをめぐらせる**かたちです。気がどこからくるかは問題でなく、また狭い範囲だとしても動いているなら、それは「流れている・めぐっている」のです。

真偽が未確認の余談になりますが、水も動いていたら淀まない・腐らないとのこと。漁港などで水を入れたタンクが浮かべられ、ドンブラコと波に揺られているのを目にすることがありますが、そのなかの水は動きつづけているので腐らないそうです。

【実技の座学】気は流れていればよい

気の性質・気勢の高さ・気の純粋さ・などなど。めぐる気ひとつにも差異はさまざまあります。それは確かですが、とにもかくにも**大切なのは流れていること**。これに尽きます。流れていればジン下震動からの浄整その他が起こっているのです。

今日のオマケ

超オススメな設定の表現

例えば、「～なきゃいけない／～てはいけない／～ならなくてはいけない」。はたまた「～したい／～なりたい」とか「～べきだ」などなど。

そんな感覚をもつ・そんな言葉を発する。それでいて実行・実践ができない、できていない、悩む、つらい。

そんな場合は、文末を**「～ちゃおう」**に変えるようにしてみましょう。

例：　やらなきゃならない仕事がある。→ おし、やっ**ちゃおう**／仕事し**ちゃおう。**
　　後片付けしなきゃいけない／後片付けするべきだ。→ 後片付けし**ちゃおう。**
　　今お菓子をたべるべきじゃない。→ たべないでい**ちゃおー。**
　　→ たべないことにし**ちゃお～。**

性格・性質・状態について「～になる」ことを願うときは、「～でいる」がオススメ。

例：　優しくならなくちゃいけない。→ 優しい人でい**ちゃおー。**
　　元気になりたい。→ 元気でい**ちゃお～。**

などなど、などなど。応用だっていくらでも利きます。

「～ちゃおう」は「～てしまおう」の口語表現（俗語表現なら「～ちまおう」）で、そのよさの秘密は。

・完了形の表現である。行動や変化よりもその後の結果や状態が意識にある。
・かるい。そもそも力みがない表現で、不必要な力を抜いてくれる。

総合して、原動力として強いのでなく、滑らかで流動的な推進性・貫通性がある素晴らしい設定の表現です。設定したら、あとは心がけ。必要に応じて再確認・再設定も可。

もうひとつ。

とても似ている表現として**「～と洒落込もう」**もオススメです。

「やろうと思えば他にも選択肢はあるよ。でもこうすることにしちゃうよ」といった感じで、遊び心・余裕シャクシャク感をもたせてくれます。

「その後のことはそのときに決めるさ」といった心のゆとりや、緩急自在な対応性ももちやすくなります。

明治維新の戊辰戦争では、大鳥圭介の『ここは降伏と洒落込もう』で降伏・終戦が決まりました。武士たちの命だけでなく忠義ゆえの愚直さからも救った素晴らしい頓智ですね。

寧寿屋　循棟行気研究会

循気と循気掌　初級コース

三日め

座学　施術について

実技　循気掌の基礎

三日めの座学 ― 施術について

三日めはいよいよ、循気掌を身につけ、術のほどこし方を身につけていきますよ。とても細かな点ですが、「施術」の読み方は本来「しじゅつ」で、発音のしやすさから「せじゅつ」が一般化しました（音便ですね。「施工」の「せこう」も同じ）。電子機器で「せじゅつ」と入力して変換候補にでてこないことも多いです。施術する人として、いちおう知っておいて損はないかも（笑）。では始めましょう。

施術での心がけと流れ

施術するにあたって望ましいのは、受術者さんに最大限のよい効果があることです。そのためには気が最大限にめぐることが望ましく、そのためには自分も受術者さんもお気楽であるほどよい。ですので、こちらは**受術者さんにお気楽でいてもらいやすいよう心がける**ことになります。

この項でお伝えすることは、すべて、受術者さんにお気楽でいてもらいやすいように、気がよくめぐるように、という目的が反映されたもの、と思ってください。裏を返せば、その**目的が満たされるなら何でもよい**ということです。

以下、①施術のまえ・始まり、②施術中、③施術の終わり・あと、と追いつつ見ていきましょう。

①施術のまえ・始まり

まず、全体をとおして、**受術者さんを急かさない**ことが大切ですね。

↓原則として・あちらが準備できるまで朗らかに待つ。ないし開始の方向へやさしくうながす。

そして、お伝えしておくとよいことが数点あります。**受術者さんが施術中なるべく気になることなくいやすいように**。話し口調で列挙します。適宜ご取捨ください。

↓ラク～でいるほど気がよくめぐります。

↓横になるでも座るでも・いちばんお気楽な体勢でいいです。

↓(横になる場合)仰向け・うつ伏せ・横向き・お好きで大丈夫です。

↓なにも考えなくていいですし・なにも感じようとしなくていいです(考えてはいけない・感じようとしてはいけない・とは言わないであげて)。

↓(施術の)時間は○○分ぐらいです(筆者は定型行程で一五分ぐらい。後述)。

↓＊まず足に触れて全体にめぐらせます。最後のほうでもまた足に触れます。途中まったくカラダに触れてない時間帯もあります。（＊ここはあくまで筆者の定型行程の話。ちがう行程でも適宜お伝え。要は**こちらが動くのも気にしないで**というため）

↓

終わるときは分かりますから・な〜んも気にしないで・ラク〜でいてください。

↓

また、場合によっては次のこともお伝えするとよいです。

↓

（女性に）月経は元来の生理現象なのでそれ自体は軽減されません。でも月経をよりツラいものにしてる要素の軽減・解消を助けます。むしろ最適化です。

↓

（ケガなど痛みがある方に）施術中に痛みが増す場合があります。人によっては激痛になって・しばらくしてス〜ッと消えたり。術中でなくあとでジワジワ増す場合もあります。どのみち治癒が促進されてます。（一日め「循気・循気掌での体験」参照）

こうした「お伝えするとよいこと」は、ほとんどが一度だけで次回以降はお伝えする必要がないものですね。施術がお仕事である方なら印刷物・掲示物にして、施術前に読んでおいてもらうかたちにもするでしょう。

施術に入ります。**払肩撫背**《ふっけんぶはい》で始めましょう（詳しくは後述）。

② 施術中

心がけとして、「治そう」とか「よくしてやろう」といった意気込み・野心をもたないことが大切です。気が流れていたらよいことしかないので、**ただお気楽に・嬉しく・めぐらしていればよい**ですし、そのほうが気もよくめぐります。

「よくなってほしい」といった願いは、当然の願いとしてあるままで大丈夫。大切なのは、その（こちらの）願いを押しつけないこと。

総合的でオススメな心持ち・願いは、この施術が・受術者さんにとって「よい時間になりますように」とすること。改善する・しないを含めて含めず、ご本人にとってこの時間をもったこと・受術に割いたことが「よかった」と感じるものなら、かたちはどうあれ喜ばしいことです。

③ 施術の終わり・あと

施術が終わるさいにも、**やさしく声をかけながら払肩撫背**します。このとき私は、「終わりです」とか「以上です」といった表現をしないことにしています。施術はたしかに終わりなのですが、気のめぐりや効果もそこで止まる・払拭される印象もくっついて来かねない・そう設定されかねない、と考えられるからです。

私の場合は（払肩撫背しながら）「ハイどうでしょうか〜」が定着しています。他にどんな表現がよいか、ずっと考えながらも見つからないまま（笑）ですが、現時点でいちばんシックリきているので決まり文句になっています。

この段階では、多くの受術者さんが「ん〜っ」と目覚めるような状態です。そこで**すぐに起き上がらなくてよい**ことを伝えてあげます（施術前に伝えておくのもアリ）。すぐにスッキリ起き上がる方もいれば、しばし味わうかのように動かない方も多く、ときに数十分も動けない方もいます。いずれにしても、カラダの感覚にしたがうのがよいですし、起きたくなったら起き上がるぐらいが望ましいです。

マジメな方ほどすぐに起き上がろうとする傾向が見受けられますが、瞬間的に力む動きや心持ちは、せっかくの弛緩・気のめぐり・その他を持続しにくいものにしてしまいます。起き上がるのが早くても遅くても、**急ぐ・焦るといった感覚がないものであるのがよい**です。

私はよく「一〇分ぐらいしたらまた声をかけにきましょうか？」と尋ねます。たいていの方は「はい、お願いします」となります（うなづくしかできない方も）。

一〇分ほどのあいだで、すでに起き上がっている方も多いですし、戻って声をかけたらスッキリと起き上がる（放っていたら眠りが深くなるであろう）方もいますし、まだ起き上がれない状態の方・まだ味わっていたいという方もいます。そこからは基本的にそっとしておいてあげますが、次の受術者さんが待っている場合や、ここで熟睡するのは芳しくないと判断する場合は起床をうながし・助けます。

最後に、**あと片付け**なども、受術者さんには**させない**であげましょう。つい片付けてしまうのもマジメな方ほど見られる傾向（笑）ですが、よりよい気の効果のためにはラク～でいてもらうほうがよいです。

私は「気にしないでください。受けたあとはラクにしてるのがよいですから」とか、「ラクにしてるのがあなたの役目ですから」などとお伝えします。

環境と結界

循気・循気掌において、私は「気軽さ・手軽さ」を旨としています。なので、施術する環境についてもそれほどこだわりません。それでも、施術する空間・地点の採択基準はいくつかあります。

まず、受術者さんが**お気楽でいやすい場所・状況かどうか**ですね。その方が居慣れている場所なら基本的に問題ないでしょう。その方がそのまま寝入ってしまえるような環境だとしたら最高です。

あと、その空間・地点の**周りとの干渉の度合い**です。居慣れている場所や間柄だとしても、例えば宴会のその場で施術するとしたら、こちらも宴会を楽しんでいる方々もおたがいが邪魔しあってしまう状況です。それでは術中状態に入れません。逆に、それが別室であったり、結界（として働く条件）がある場合は、おもしろいぐらい干渉がなく、声や音は聞こえるけれど気にならずに受術してもらえます。

また、暑い寒いの**温度**も、ちょっとした考慮点です。いったん術中状態に入ってしまえば温度も気にならなくなりますが、そもそも暑い寒いの感覚があると術中状態に入ることを妨げてしまいます。なにも気にしないでいてもらうために、温度調節ができる状況ならするとよいですし、肌寒いなら掛け物をするなどします（掛け物はとくに女性の心理面・安心感の助けにも。ちなみに分厚いフトン越しでも施術に問題ナシ）。

その他、施術・受術に適する、お気楽でいやすい条件がそろう、環境の**調和を助けるものなら何でも活用するとよい**と思います。清潔感・明るさ・色づかい・静かさや音楽・お香・などで環境をつくるのはよいことでしょう。

ちなみに、**日向ぼっこしながらの施術**は、とて〜も**よい**です。

では、結界について見ていきましょう。

建物や部屋といった壁などで閉ざされた空間は、物質的に設けられた・いわずもがなの結界です。エネルギーどころか人・モノの出入りや視界も遮断ないし制限されています。ですが、壁のように完全に閉ざさなくても**空間を区切るものなら結界として機能**していますし、機能させることができます。

例えば、人が集まった場で施術をすることになったとしたら、その場の中央を選ぶことはまずなく、端っこ・隅っこを選ぶでしょう。単純に・物理的に・距離があるほど周囲との干渉がないことを私たちは知っています（別室にいけるならいきますね）。

和室なら、フスマや障子がなくても、敷居や欄間、柱と柱をむすぶ線など、空間の区切りをなすものが結界として機能しますから、その向こう側にいくのもよいです。小上がりなど段差の向こう側を使うのもヨシ。

同じ空間でも、衝立をおくなら結界になります。垂れ幕もよいです。似た働きをするものとして、テーブルをおく、イスを二脚おいて一線をなす（工事現場のカラーコーンみたいなもの）、柵になるようなモノをおく、などが使えます。施術に要される広さよりやや大きいぐらいの絨毯や敷物も周りを画する線をなしてくれます。

すっきりした線状でなくとも、外部からみて障害物になるもの（例：イス二脚）なら助けになります。**力の伝わり方と気の伝わり方は相似の関係**にあり、人の動きや意識が侵入しにくいなら気も干渉しにくいのです。ただし、よくもわるくも鈍感・ないし感覚を周囲に配れていない人（いわゆる「空気を読めない人」や天真爛漫な子供など）は、一般の人々より結界を侵してくる傾向があるにはあります。

補足ながら、循気・循気掌は、お気楽・嬉しい、そして落ち着いているものです。術中状態では周りの音にもそうそう影響されません。それが、興味深いことに「おかしいこと」に対しては非常にもろく、状態が崩されてしまいます。これまでに一度だけですが、ものすごく面白い発言が別室から聞こえ、受術者さんも私も吹きだしてしまい、しかも止まらず施術にならなかったことがあります。

たいていは、笑いそうになっても呼吸や意識をさげ、術中状態を維持するか滑らかに取り戻しますけどね。循気・循気掌は、エネルギーを満たすこと・充填をつかさどるもので、**お気楽でいる心術**ともいえます。笑い・ユーモアは、それと対である出力の性質をもつものなわけです。どちらもある日常がよいですね。

感想を強要しない

施術のあと、単刀直入に「どうだった？」などと訊くと受術者さんが「なにか言わなくちゃいけない・ヘタなこと言えない」など、あまりお気楽でない気分になりかねません。基本的には、あちらが言ってくれるのを待つのがよいでしょう。

とはいえ、聴きたい気持ちがあるのは不思議ではないこと。しかも**ご感想や報告**をいただくのは内容が**おもしろい**だけでなく、集積され**統計になる**、さまざまな**理解や洞察を助けてくれる**、など研究の面で重要でさえあります。

なので、会話になるなら、「こう感じた・こんなことがあった・なにかあれば」などやんわり訊くのもよいでしょう。「なければ無理しないで」などとも言うなり示唆するなり。お仕事での施術でしたら、術後にご感想・ご指摘を書いていただく用紙を準備する方もおられると思います。

ご感想や体感・体験の報告には、ささいなこともあれば驚くようなこともあります。どんな内容にも、基本的にはただ喜ぶ・楽しむのがよいですし、当たり前ですがよい聴き手でいる姿勢が望ましいです（術中体験から身の上話になることも多々）。

時おり、自分の体感・体験はほんとうだったのか・正しいのか、などと考える方もいます。肯定してあげましょう。

逆に「なにも感じなかった」という場合も、動じないでいましょう（一日め「ラク〜なほどよい」参照）。

早い対応が望ましい

どのような疾患にしろケガにしろ、早期での対応がよい、ということは自明の理かと思われます。果物をスパリと切った直後は断面がピッタリ合う、時間とともに乾いて合わなくなる。それに似て、生きている・治癒活動をしている私たちでも、いわば「カラダが罹患・負傷に気づいていないうち」に対応できるなら理想的です。

私が居合わせる場面でケガをした人に、その場で気をめぐらしたことで治癒が劇的に早められた例はたくさんあります。火傷や捻挫など、一般にかかる時間の数倍といえる早さで治るのを見てきています。ちょっとくじいた・いたい、程度なら、ちょっとした対応で、その場で解消されたりもします。

というわけで、早い対応が望ましい。ですが、そこまでの迅速対応はできない場合が多い、というかほどんどですよね。それは仕方のないこと。あくまで、**無理なく・できるだけ・早い対応が望ましい**ですし、それが最善、ということになります。

こちらから見て、受術するのがよい、と思われる方でも、事情や気分などなんらかの理由で「いや、大丈夫です」という場合はあります。そこを押すか押さぬかはもちろんその時々での判断にはなるものの、多くの場合は押さずに「ご希望のときはいつでも」などと伝えて終えます。あちらの自主性を尊重するというのも一つですし、また気分を強いて受術することが気の心地よいめぐりを助ける、その方にとって「よい時間」になる、とも考えにくいからです。

【実技の座学】払肩撫背《ふっけんぶはい》

ここからは実技の要素もまざりつつ進みますよ。まずは「払肩撫背」です。

「肩をハラう・背中をナでる」ことの総称で、私は施術の始まりと終わりにおこないますし、おこなうことをオススメします。お仕事で施術される方でしたら、これにあたるご自分のやり方がおありでしょう。

払肩撫背（または払肩だけ）をおこなう理由は、次のとおりです。

①受術者さんに脱力・弛緩してもらう　これだけでも余計なコワ張りがいちじるしく取れスッキリする。気のとおりもよくなる。

②気の停滞・モヤを少しく払ってあげる　①と通ずることで身体面に反映されている気の状態・めぐりがよくなり施術を助ける。

③術前・術中・術後の区切りを設ける　受術するにあたり適した状態・モードになってもらう。開演前・消灯・開幕のようなもの。時間的な結界ともいえる。

ではでは、払肩撫背をやっていきましょう！

受術者さんが**仰向け**か**座っている**なら**払肩だけ**になりますね。全ての体勢で「私は払肩だけ主義」としても問題ナシです。

では、**始まりの払肩**をやりましょう。

① 両手を首肩に。人差指の底で首底を挟み・やさしく圧しつけるように。

② 両手を左右に・肩をうっすら削ぐように圧とともにシュッと払います。

③ 続いて手を両肩の外側に。やさしく内側へ圧しつけるように。

④ 両手を腕にそって下に・腕をうっすら削ぐように圧とともにシュッと。

凝り・溜まっているもの・よくないものを本当に削ぎとってあげるつもりで。

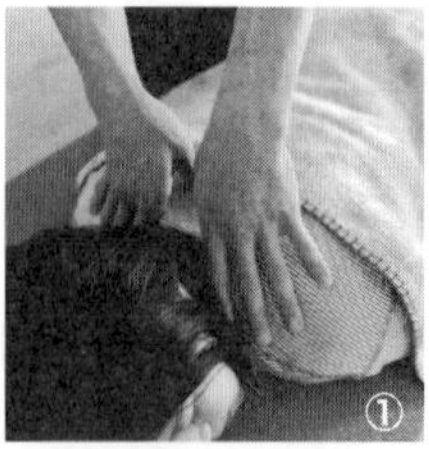

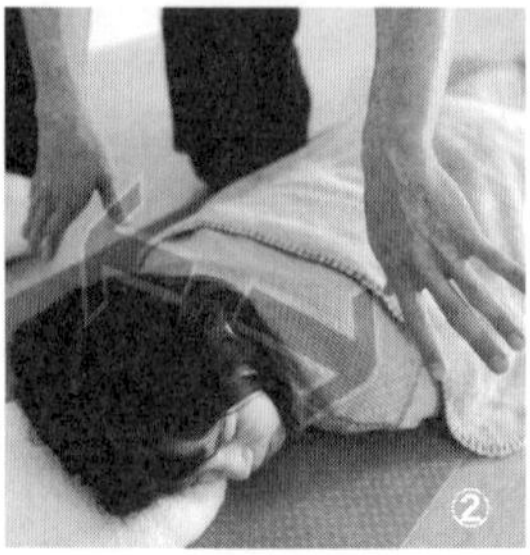

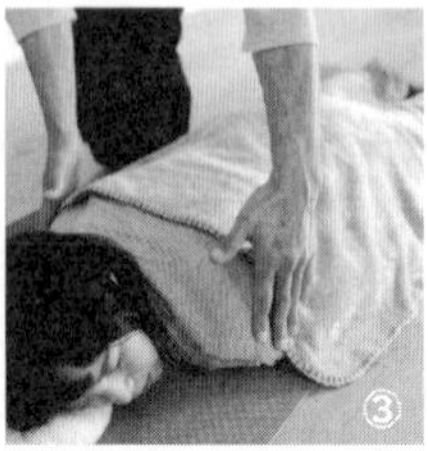

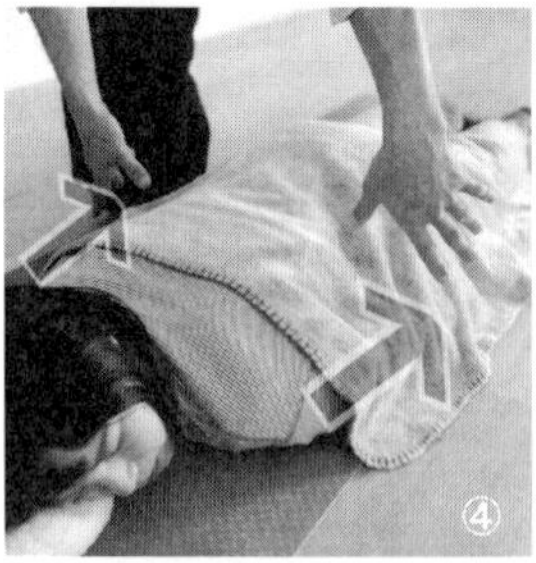

つづいて、**撫背**をやりましょう。
私は①②と二段階おこないますが「私は一段めだけ主義」としても問題ナシです。

① 背中を縦三列に撫で払います。
遠い列・背骨の列・近い列の順で。
肩に一手をやさしく圧しつけ・対手で圧し撫で〜シュッと払い。

② 背中を三方に圧し延べます。

i 一手を肩甲骨に・対手を反対の骨盤にあて・対角線に圧し延べ。

ii 反対の肩甲骨と骨盤で・対角線に。

iii 一手を首元に・対手を骨盤の中央にあて・おもに下方に圧し延べ。

iiiのとき、首元の手は頭でなく床にむけた圧のかけ方で・やさしく。

①

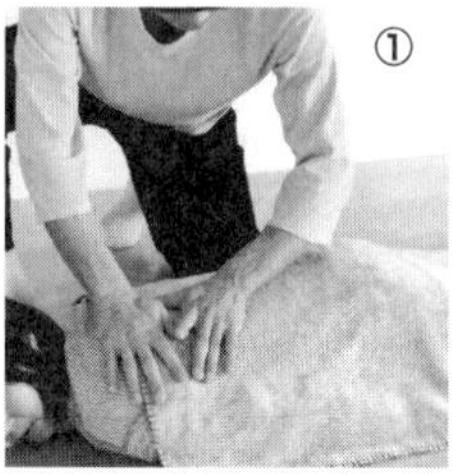

↓

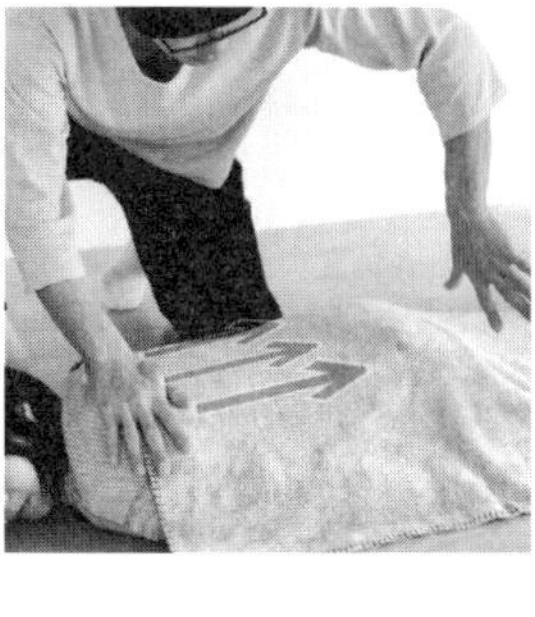

② i

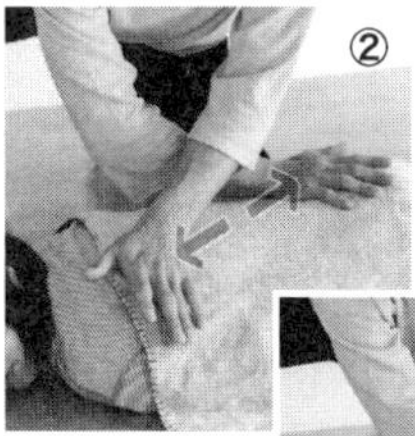

ii

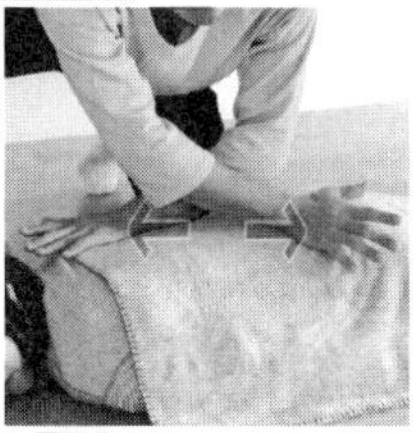

iii

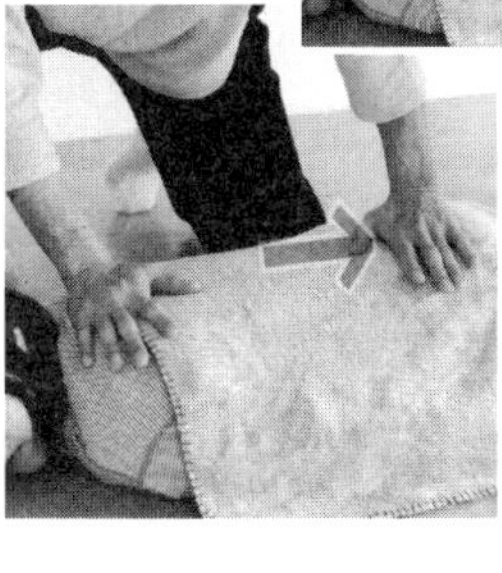

今度は、**終わりの払肩撫背**・および**変則的な状況での払肩撫背**をやりましょう。
ここでも「私は払肩だけ主義」として問題ナシです。

終わりの払肩撫肩　より手数なく・やさしく

↓（うつ伏せ）肩上・背中を両手で一回ずつ。
↓（払肩のみ）肩上・腕側を一回ずつ。
やさしく・払うよりも圧し撫でる感じ。

変則的な状況　始終ともに・できるかたちで

例① 横向きで寝ている場合
↓肩上・背中を両手で一回ずつ。
気持ち・設定があればあたかも形ばかり
な指先での払いでもヨシ。

例② なんらかの理由で手が届かない場合
↓空中で払肩。

形ばかり・届かないでも手続きとして価値アリ。

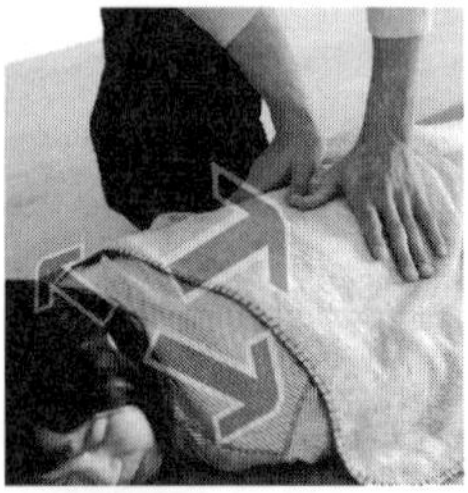

終わりの払肩撫背

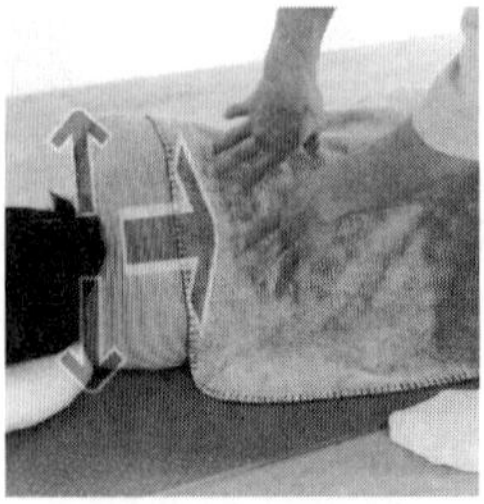

横向き

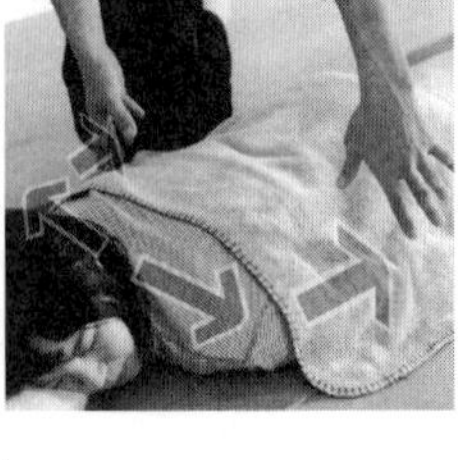

払肩のみ

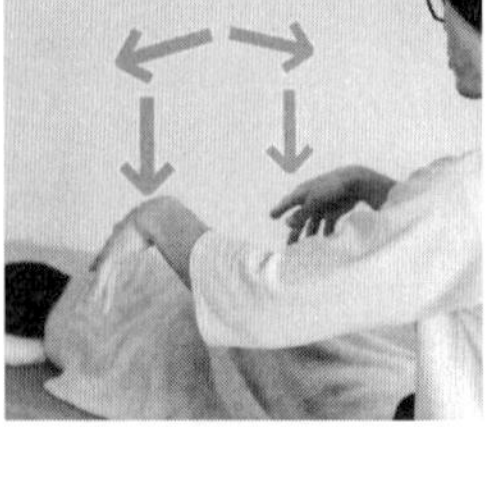

届かない

【実技の座学】施術の長さと順序

循気掌での施術時間に決まりはありません。長く施術するほど深い効果がある、といった傾向もあるにはあります。

私は当初から一五分ほどとするのが腑に落ちていて、ちがう長さ（三〇分〜一時間など）も試してきていますが、もろもろの理由で結局は一五分ほどに落ち着いています。反対に、ちょっとした対応・とっさの対応などで、ごく短時間〜数分ほど気をめぐらせることも、もちろんあります。

私の定型施術では、定尺の一五分ほどで定型行程すべてが完了します。ケガや疾患をおもちの方の患部にも対応する場合や、頭部からもめぐらせる場合などは、それらの局所循気にそれぞれ数分が追加されるかたちです。

ご自分にシックリくる・無理のない時間を定尺とし、それを埋める定型行程をつくる。ご自分の定型行程をつくり、それにかかる時間を定尺とする。どちらでもよいでしょう。いずれにしても、自分なりの定尺・定型行程をもつことは大いにオススメします（定型行程について詳しくは後述）。

施術の大まかな順序については、理念にもとづく流儀として一回が**三段構成**であることを原則としています。

その三段をみると、まず①**全体**にめぐらせる、次に②**局所**にめぐらせる、そしてまた③**全体**にめぐらせる、という順序です。

これは、まず①全体を揺さぶり・ほぐし、次に②特定の箇所に対処し、そして最後に③全体をならす・状態均一化する、という旨によるものです。

全体でない場合でも、**①ひろい範囲、②せまい範囲・局所、③ひろい範囲**、と基本の立場は変わりません。

図らずも能楽の「序破急」のようでもあり、実際に私の定型行程は、①で始まり・全体と進行し、②で各所に転じ、③で全体と最高潮にいたる、といった感じ。

この三段構成の理由について、もう少し解説させていただきますと。一日めの座学でお伝えしたとおり、気がめぐると代謝が活発化します。それによって治癒も促進されるわけですが、ある一点・狭い範囲の組織が他の部位より飛び抜けて多く更新される・生体活動を多く経験するのをなるべく避ける、という目的によるものです。

同じ時間尺でより先んじた更新経験をもつことが「細胞や組織の寿命をちぢめる」といった懸念はなく（むしろ条件が満たされるなら生体そのものに寿命はないと考えます）、他の部位・とくに周囲の部位とのズレ・ゆがみが生じかねない、と考えるからです。全体の進行がなるべく一様の度合いであること、差異があるにしてもなるべく緩やかで裾野がひろいことが望ましい、と考えるため、全体を含めての対応・施術を原則としています。前述のとおり、ならし・状態均一化なのです。

というわけで、局所だけを対象とすることはあまりありません。

例えば捻挫した方への対応も、基本的に「全体・足首（や他の局所）・全体」の順序でおこないます。

全体でないとしても、狭くて「ヒザ〜足先の範囲・足首・ヒザ〜足先の範囲」などになります。

こうした大まかな順序と、もてる循技で気勢を高めてめぐらせる回数（呼吸数）および循技の移行などで、ご自分の定型行程もかたちづくられていくはずです。

【実技の座学】手勢《しゅぜい》と充手のかたち

受術者さんの全体に気をめぐらせるさいの基本形として、両足からおこなうと実に効率的かつ効果的です。

横になっている受術者さんの両足に手を充てる。想像してみて、いかにも気が全体に行きわたりそうな流れある位置関係だと感じられるはずです。その感覚こそが設定をしやすくしてくれます（つまりこの位置関係のとり方はよい手続きなのです）。

さて、めぐらせ方についてはあとの実技の時間にゆずって、この項では**手勢**（手の構え方）と**充手のかたち**（手の充て方）についてお伝えします。


手勢というのは、手の態勢、つまり手のかたちと力の行きわたり方（に現れる意識やココロの状態も含む）のことです。

私はもともと、手勢について明確な指導をしていませんでした。自分にとって自然でシックリくる手のかたちを当然のこととしてつくっており、それもあって授業では単に「**力まず・やさしく**手を充てます。目安としては**寝てる赤ちゃんを起こさないぐらい**の触れ方で」とお伝えする程度でした。

力まず・やさしく・寝ている赤ちゃんを起こさないぐらい、というのは正しいですから、生徒さんの手のかたち・充て方が思いのほか人それぞれなのもほぼ指摘せず。

それが、ある授業で私の手のかたち・充て方を尋ねられ、お見せし、みんなで比べてみると（私も練習台）、気勢と流れ方に如実なちがいがあることが判りました。

そのおかげで、生徒さんはよい手の構えを知ることになり喜んでもらえましたし、私はそれを授業でお伝えできるようになり、また「手勢」という概念と用語をもつに至ったのでした。

先ほど、結界のくだりで「力の伝わり方と気の伝わり方は相似の関係」とお伝えしました。あらゆる態勢においてそうであると同時に、手勢もまたその好例です。

余分な**力が**削がれつつ**全体に行きわたっている**、つまりほどよい**張りがある**、かつ**軸が確立している**状態が、よい態勢にもよい手勢にも共通する点です。

なまじフィットネス術（ＧＨＥＮＫＩ）を体系化するぐらいカラダの使い方を心得ていた私にはただ自然のことで、それまで分析する必要・機会がないまま気づかずにいたのです。と同時に、気づけば合点は早いものでした。

では、その手勢の基本形をつくってみましょう。

①棒を担ぐような手のかたちで（腕も担ぐ格好で）。
②五本の指がきもち広がりをもってスラリと伸び。
③なかでも中指（主軸）にうっす〜ら強く力が伝わり。
④親指（支軸）にも同様の力が伝わっている状態にします。

この手勢をつくった瞬間、手にかよう気勢もかわったと感じるかも知れません。まさしく、そういうことなのです。

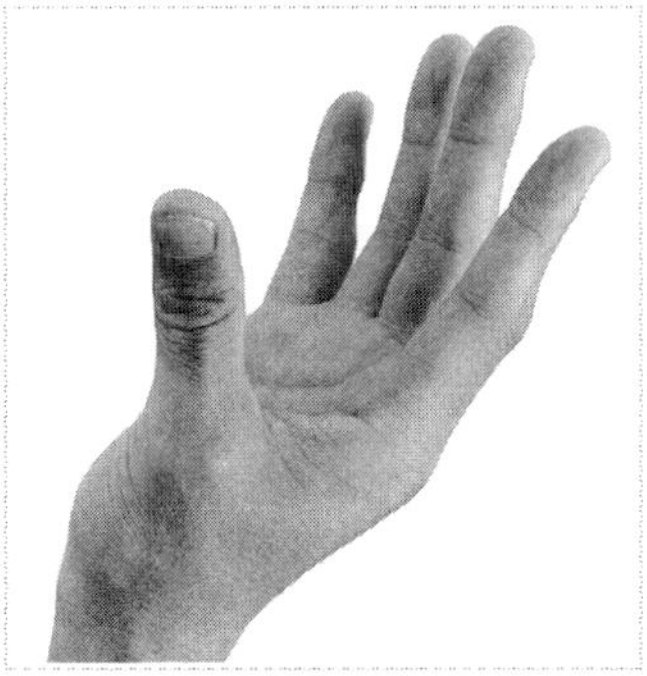

その手勢で充手している様子を見てみましょう。決まりではありませんが、手勢とならび私のやり方になります。ご参考ください（私の手首もぜひご観察ください）。

①受術者さんが横になっている場合
i うつ伏せ↓カカト~足裏にかぶせるように。
ii 仰向け↓足の甲にかぶせるように。
iii 横向き↓前足の甲・後足のカカト（適宜）。

②受術者さんが座っている場合
iv 脚を伸ばしている↓仰向け同様。
v あぐら↓ヒザにかぶせるように。
vi イスやソファ↓仰向け同様（足首あたり）。
↓あぐら同様（ヒザ）。

局所への充手その他でも、**この手勢の張りを残しつつ**手を広げる・あてがう面に合わせる・などとします。

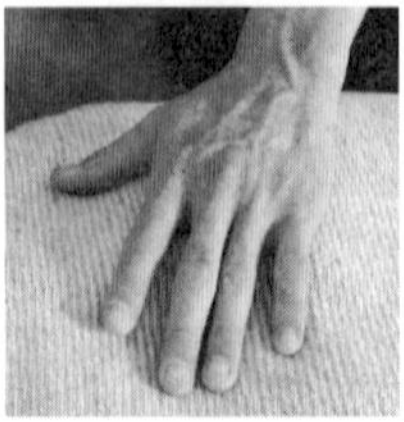

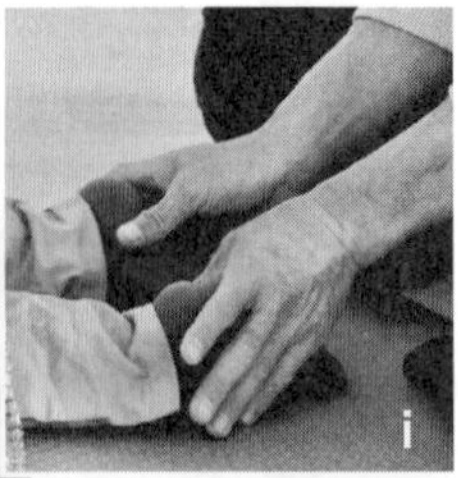

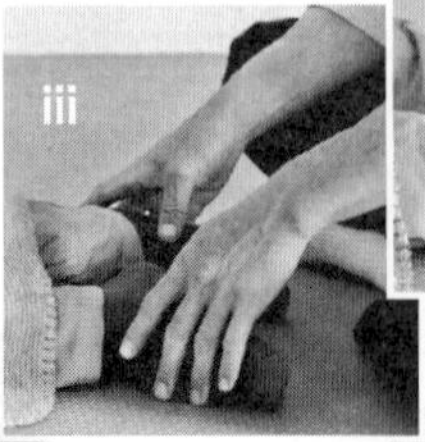

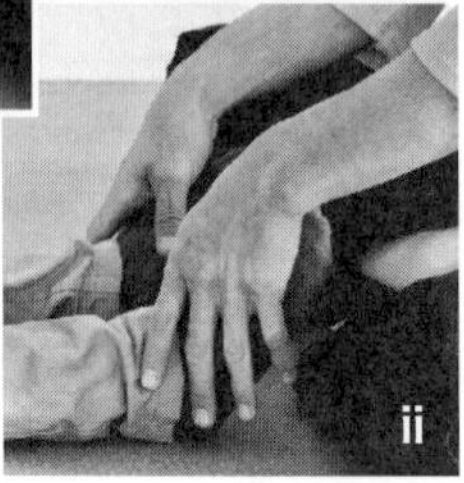

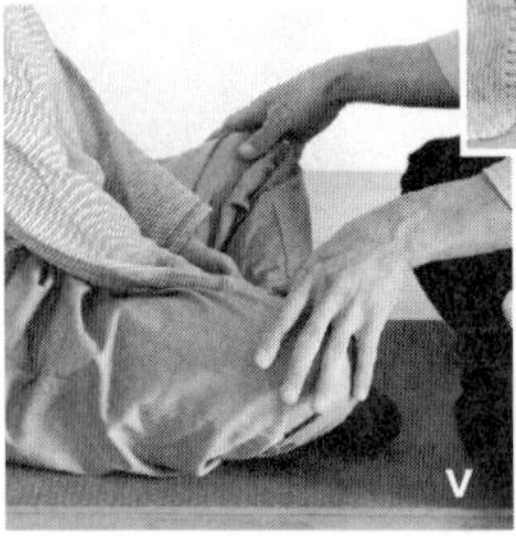

【実技の座学】把握

先ほど、結界のくだりで「人の動きや意識が侵入しにくいなら気も干渉しにくい」とお伝えしました。また二日め・唱文のくだりで、私たちは「意識がおよぶ範囲のなかでのみ判断・選択・影響ができ」る、ともお伝えしました。

私たちがなんらかの作用をおよぼそうとするなら、対象となる範囲に**意識が行きわたっている**ことが前提になる、ということですね。

さらにいうと、範囲だけでなく、その範囲内での**明瞭さ・細やかさ**で大きなちがいがうまれます。情報・データが多いほど有利だ、ということ。

その有利さをえるための、行為とも姿勢ともいえるものが**把握**になります。

これまでの実技には、気を操縦しカラダの内部に多くめぐらせ・感じる、気の珠をつくり体内に広げ・感じる、などの活動がありました。ふだん目に見えない・あまり感じることのない範囲に意識をおよばせる、つまり把握を大いに利用した行為です。それによって意図的に・気をより行きわたらせ・より作用をおよばせるもの。

それを施術でもします。

例えば、受術者さんが仰向けで寝ています。カラダの前面はこちらに見えていますから気はその表面をよく伝っていきます（電気の性質でもあります）。それだけだとしたら、受術者さんの全体に気が伝わっている割合は格段に低いでしょう。

なので、受術者さんのカラダを、こちらからは見えない側面・裏側・厚みも含めて意識をめぐらせ**立体的に描く**ことが大切になります。

また内部も意識に含めましょう。その把握の一環として、骨格や内臓などをザッと知っておく・描けるのはとてもよいことです（章末・今日のオマケは骨格図・解剖図です。ネット上で厳選させていただいたもの。ご活用ください）。

さらに、受術者さんの精神・その他の目に見えない部分も、意識に含めるならなおよいことです。受術者さんの「全身」にでなく「全体」に気をめぐらせる、と私がいうのもその現れです。

内臓や精神など、ちょっと掴みどころなく感じるとしても、それほど難しく考えることはありません。「意識に含める」というのは、まず「その存在を認める・関連性を認める・心に留めておく」ことだと思うとよいでしょう。

「こういうものが在る。少なくとも在るかも知れない。それなら在るもの・関わるものとして含めて進めていこう」とする姿勢、といえます。

あとは知るほど、経験するほど、明確にも明瞭にもなっていきます。

【実技の座学】施術中の視界

施術中は、目をあけているのがよいか、閉じているのがよいか。これにも決まりはありませんが、私は基本的に**半眼**でいるのを好みます。

半開きにしている、というよりも**力が抜けている**、その**結果としてピッタリ閉じていない**、というほうが正しいです。なので、半眼を維持するための集中などもなく、半眼を基底状態としつつユル〜く閉じたり開いたりしていることが多いです。

ついでながら、私はふだんから口元をキュッと締めています（練気・GHENKIでお伝えする姿勢・呼吸の重要素のひとつ）。循気・循気掌をするときも半眼に加えて口元の締まりをうっすら残しているので、いわゆるアルカイックスマイルの状態になり、ちょっと菩薩めいた様相になるようです。とても細かい点なうえについでの流れでの言及ではありますが、この「口元うっすら締め」も、お心に留めておくとあれば大いにオススメする態勢の要素です。

さて、なぜ私が半眼を好むのかといいますと、

① **目を開けていると**　周囲からの明るさや視覚情報が邪魔に感じることがある。また自分自身の眼の焦点が邪魔になることがある。

②目を閉じていると 自分の意識が漂流する・受術者さんから乖離するかも知れないと気になる（自分への信用のなさも。今はない懸念ながら長時間の瞑目もない）。

③半眼でいると 視界の明るさや視覚情報がほどよく制限される。それにより把握の立体像と受術者さんを重ねていやすく便利。

といったところ。

これまでに「私はずっと閉じてる」という方もいました。その方は「視える人」でしたから、むしろ目を閉じているほうが視えるそうです。感覚がつよい方には同様の傾向があって不思議ではないでしょう。ともあれ、自分にとってやりやすいかたちがいちばんよいと思います。

私も半眼を基本としつつも目がゆらゆらと開いたり閉じたりします。それは脱力しているからで、むしろそれこそ大切な、ご参考いただきたい点です。

いちおう言及しますと、遠隔での施術をするさいは私もずっと目を閉じておこないます（遠隔施術は上級コースでやります）。

三日めの実技　ー　循気掌の基礎

ではでは、三日めの、施術の実技をやっていきましょう！

循気掌の、基礎的なすばらしい循技を二つ、そしてこちらもすばらしい、他の循技を強化する補完循技を二つご紹介します。これらの循技を身につけたなら、あなたは施術をまかなうに十二分な技能をもっていることになりますよ！

今日の循技例　ー▼双手巡回循気（そうしゅじゅんかいじゅんき）

あれ、もうやったよね？　と思ったあなたは正しい。二日めにご紹介した応用循気の例のひとつを拡張したものが、循気掌での基礎的な循技になります。

そのときの練習では、捻挫したと仮定し、ヒザ〜足裏の範囲で気をとおしました。施術では、その脚の部分・**手と手のあいだが受術者さんになるだけ**です。

構図としては、二つの水槽（あなたと受術者さん）が二本のホース（手腕）でつながっていて、おなじ水（気）がぐるぐるめぐっている、という感じ。

流れが思い描きやすいはずです。また全ての循技にいえることとして、気が自分をとおるので**施術する側にも浄整その他があり状態が向上**します。

双手巡回循気　つづき

この循技ひとつで、全体・局所のどちらも対応できます。つまり施術がまかなえるのです。一方に巡回する流れ、逆方向に巡回する流れ、どちらもするとよいです。

全体への循気

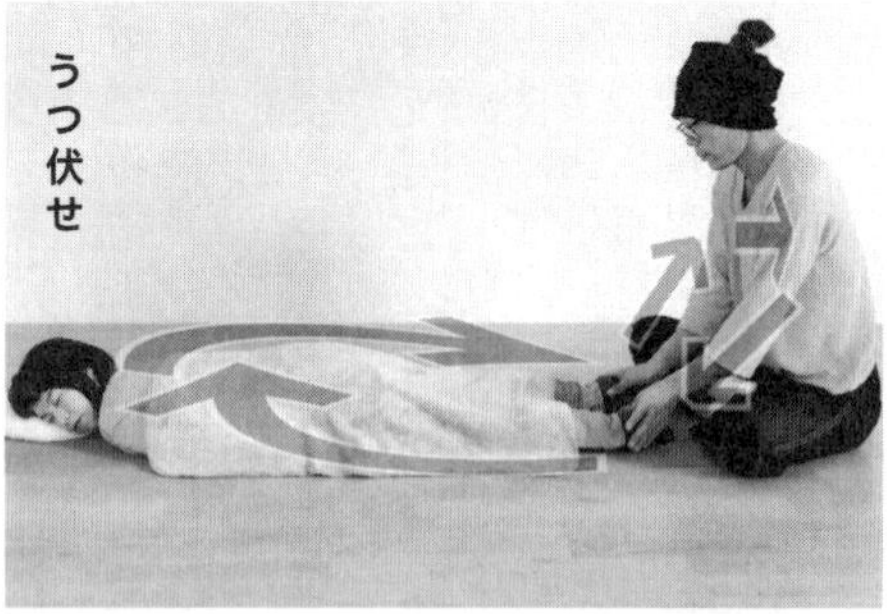

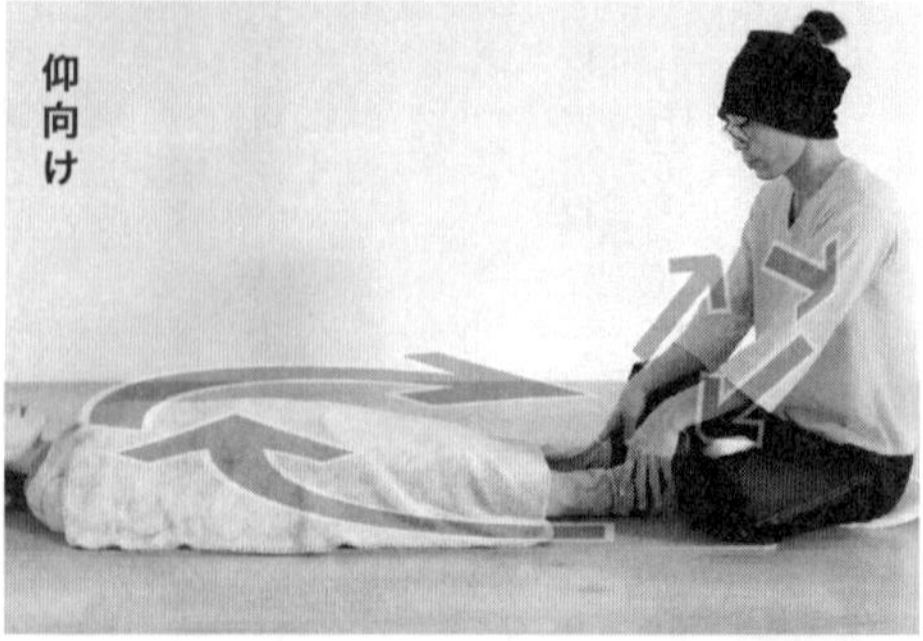

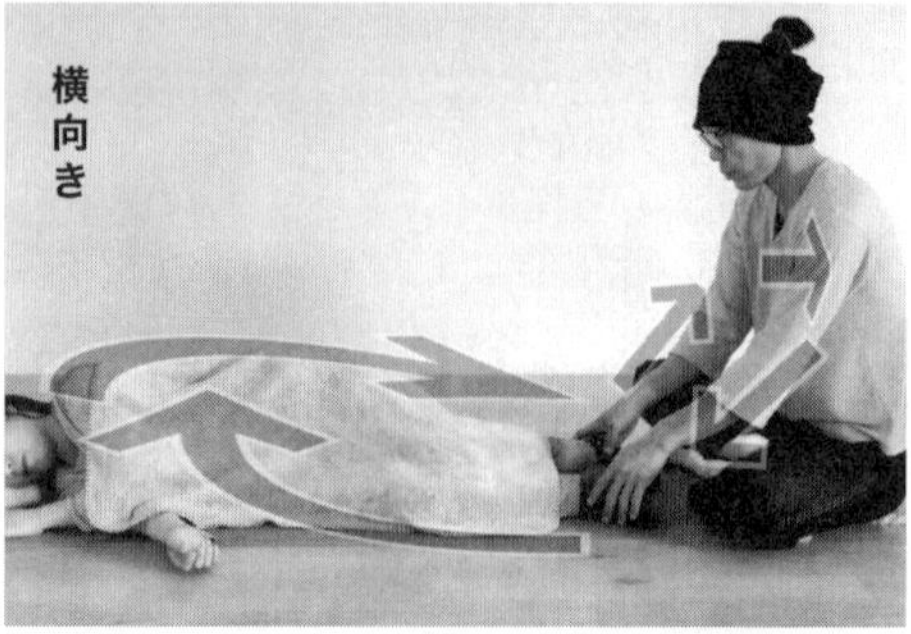

▲上足が：前→うつ伏せ扱い／後ろ→仰向け扱い
両足をひっぱったらどちらになるかで判断。

唱文▽〝ジン下震動〟
（または各呼吸）〝ジン下震動〟〝結合緩解〟〝振動分離〟〝配列初期化〟

より狭い範囲・局所への循気

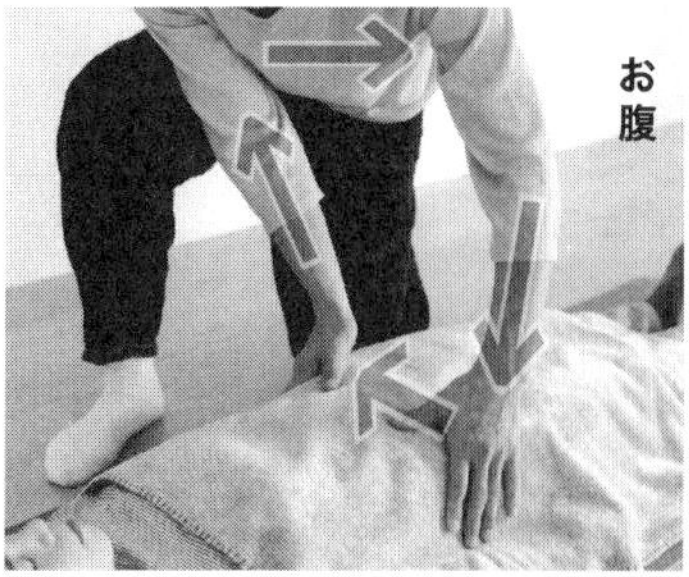

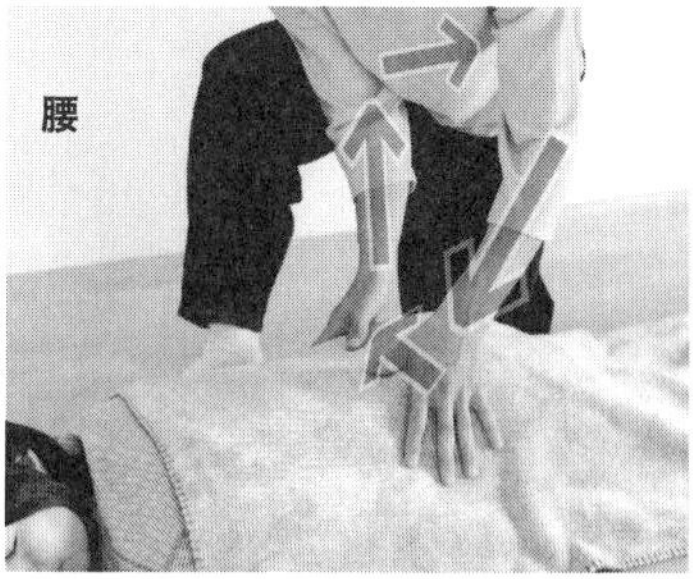

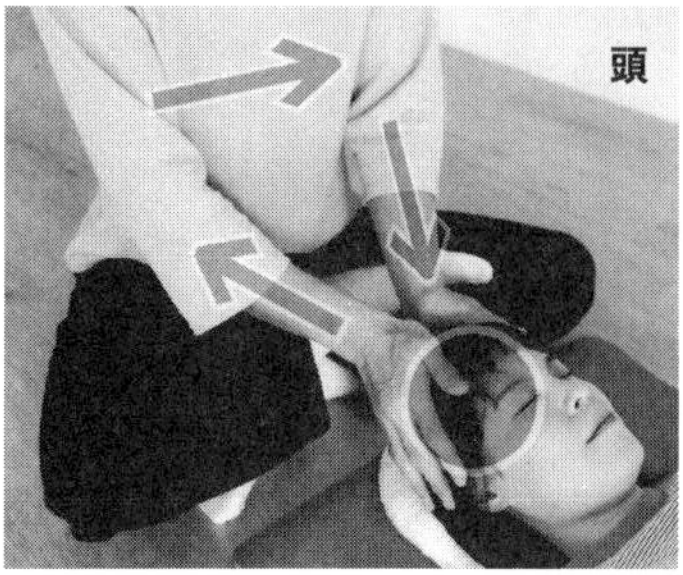

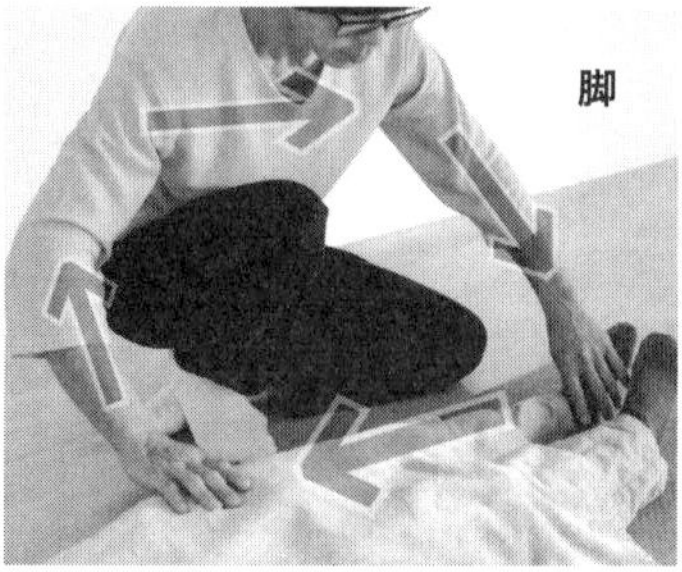

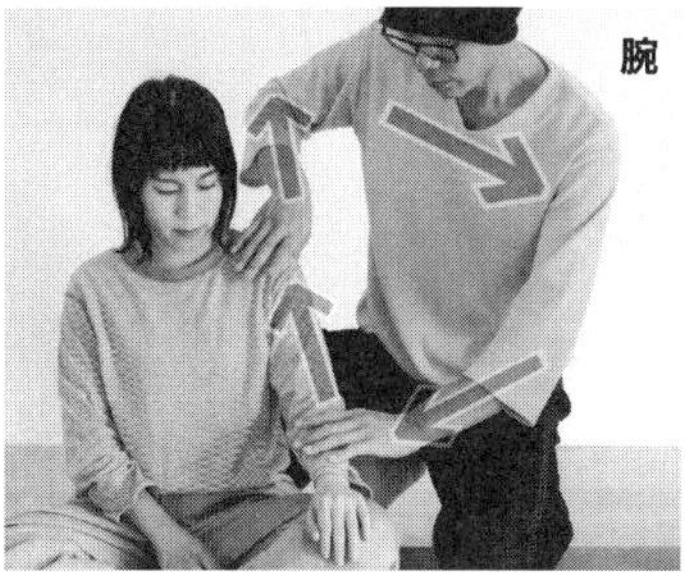

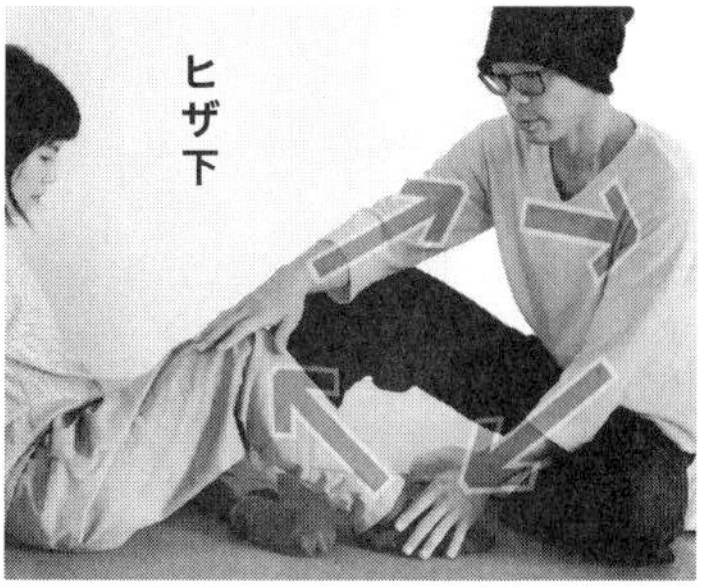

今日の循技例 二▼単波汎湛響（たんぱはんじんきょう）

いわゆるお手当てのかたちですが、より明確さと方向性をもった循技です。充手している箇所を焦点としながら受術者さんのすみずみまで気が満ち・響きます。

この循技は**斂気漏斗**（れんきろうと）で周りから気を寄せ集めつつおこないます。

① 斂気漏斗（名称で唱文）で漏斗である自分に気が集まり・そのまま通過し。

② （唱文とともに）単波汎湛響として受術者さんの全体に行きわたります。

唱文▽〝単波汎湛響〟（ないし）〝満ちて・響いている〟

こうした単手の循技では、もう一方の手は**弥勒印手**（後述）なのが超オススメ。

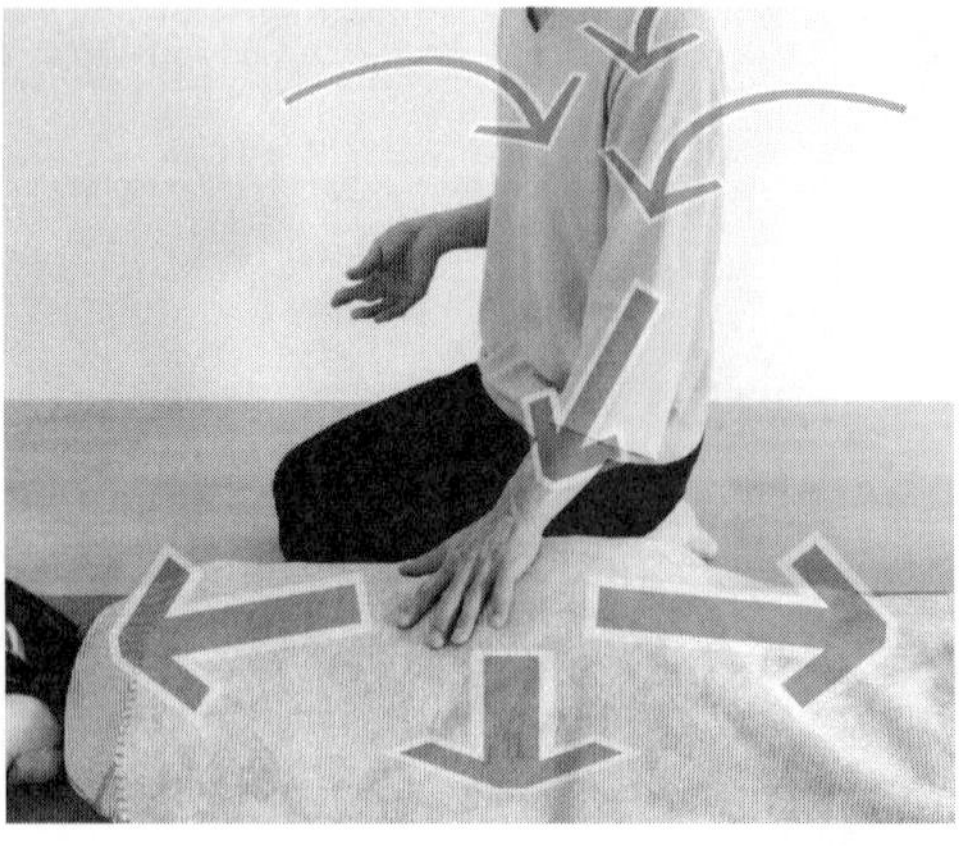

今日の循技例 三▼ジン下膨張波（じんかぼうちょうは）

補完循技の一つめ。進行中の循技を強化してくれます。あらゆる循技に追加可。

例えば、双手巡回循気をおこないつつ唱文を心で唱えることで、一時的に気が増幅され気勢が高まります。

唱文▽〝ジン下膨張波〟
（または単に）〝膨張波〟

〝波～〟と唱文を伸ばすと増幅している時間も長くなります。

周波数は毎秒の波打つ回数。波打つ幅の広さが振幅。周波数が同じでも振幅が大きいほど高エネルギーです。その振幅を増大させることが「増幅」です。

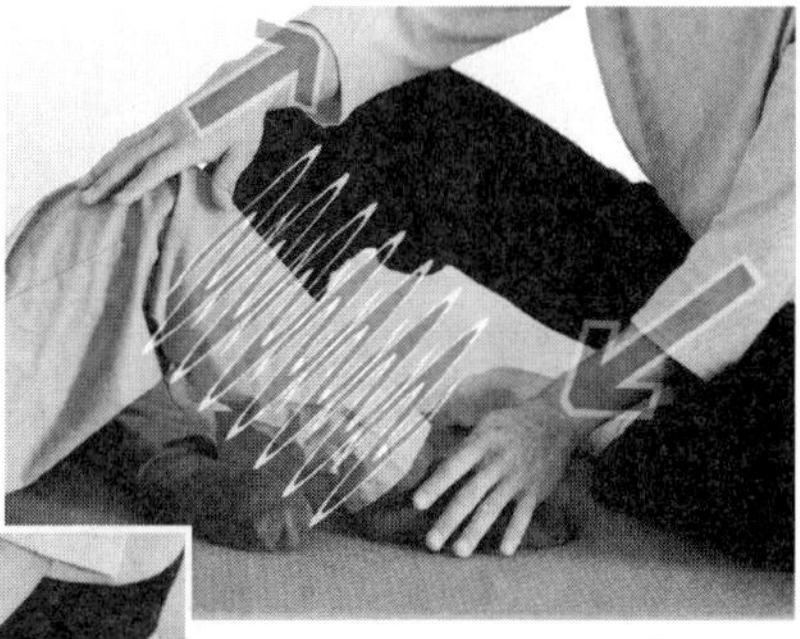

▲双手巡回循気で

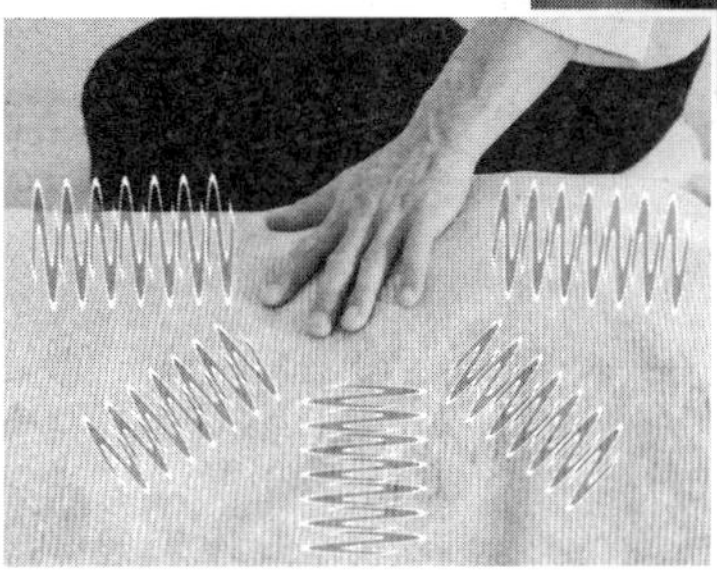

◀単波汎湛響で

今日の循技例 四▼弥勒印手（みろくいんじゅ）

補完循技の二つめ（正しくは「前弥勒印手」ですが今はこれを弥勒印手としてください）。

私がむかしからお気に入りとしている高性能の印で、ひろい使い勝手があります。

むすび方

① 中指と親指で影絵のキツネをつくります。手首もクイッと返し（ダイジ）。

② 指の張りを保ったまま中指と親指を少し（一～三cmほど）離します。

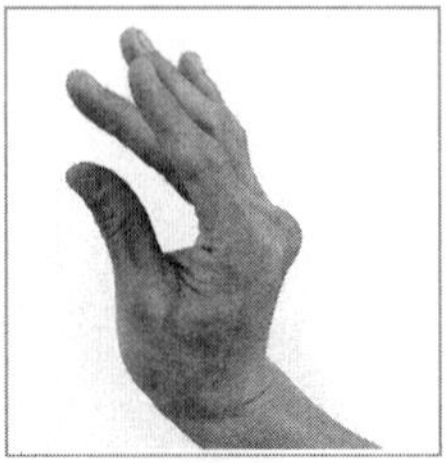

中指と親指のあいだに気がかよっているのが感じられます（基本の手勢から中指・親指を寄せたと考えてもヨシ）。

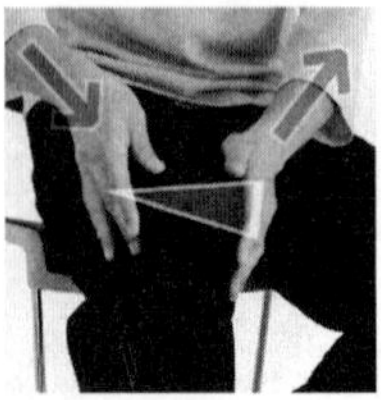

用法一．より絞られ焦点をもった気を照射する。

二．単手循技のさい対手で弥勒印手↓気勢が高まる。

三．中指と親指で小さな局所をはさみ**双指巡回循気**も可。

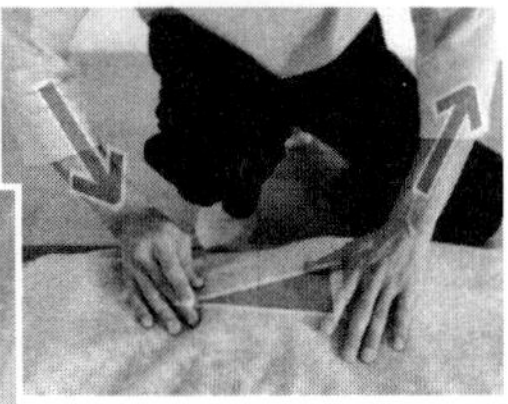

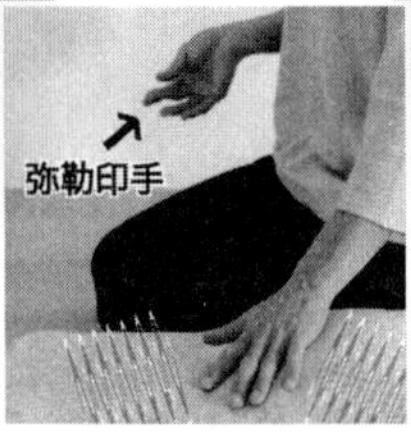

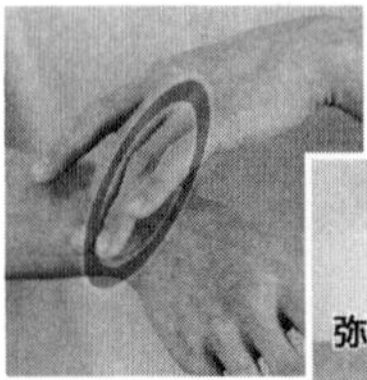

【実技の座学】定型行程をもつ

一回につき一五分ほどの私の定型施術は、その内容が私なりの定型行程で構成されています。施術の経験が重なるとともに、発想したものを適用・取捨して現在のかたちになっているものです。

そして、**決まった内容の循技**が・**決まった回数**（呼吸数）**と順序**で進められていく定型行程をもつことに多くの利点を感じています。

どんな利点があるのか、ザッと列挙してみましょう。

・意識が新鮮に維持される。眠くならない（気功術では施術者が眠ってしまうことも）。
・統一された進行が試金石になり、その日その日の自分の状態がわかりやすい。
・受術者さんからの統計がえられやすく、解釈がしやすい。
・人や場合により、どんなめぐり方により反応するかが異なると見られ、単一のめぐらせ方より異なる循技の「詰め合わせ」がよいと感じられる。
・こちらが移動するなどの変化は受術者さんが術中状態を深めるキッカケにもなる。
・慣れるほど迷いなく施術を進められる、お気楽に施術できる。
・行程そのものが手続きになり、循技につぐ循技をくりだすのが自動化されていく。
・設定さえ自動化されていく分アタマを使わず、通常の気勢と純度が高い。

・など。

すばらしい利点があるでしょう？　設定がちゃんとされているなら、施術中に思考が漂流しても循技がおこなわれている割合も高いです。

定型行程で、さまざまな受術者さんのさまざまな状態に対応できるのか。と思われるとしたら、対応できる、というか**多くのことが対応されている**と思っていただいて大丈夫です。

そもそも、こちらは「気をめぐらせるだけ」。それによりジン下震動があり、そこからの浄整や最適化があり、受術者さんの心身が・心身なりの反応をします。

私はこれまで多くの定型施術を問診や事前情報なくおこなってきています。それでも、受術者さんの状態が改善したり、どこかの痛みや重さが消えたり、昔の負傷あとや手術あとが反応したり、ココロの作用があったり、聴くもおもしろい体験があったり、と枚挙にいとまがありません。私がこれまで施術させていただいた方々の大半はそこまで改善が必要ではない（もしくは改善する時・段階でない）いわゆる健常状態での受術ですから、単に「気持ちよかった・スッキリした・不思議だった」などで終わる例も山ほどあります。それも嬉しいことです。

さて、ここでひとつ、例として定型行程を考えてみましょうか！

『循気と循気掌・初級コース』を修了した方ができる施術の例です。もちろん、これをご自分の（当面の）定型行程としていただいて構いません。

あくまで例ですし、定型行程の有無も持ち方も決まりではなく、極端にいえば「私は定型行程なし・感覚派」とか「全体の双手巡回循気だけ」とするのも自由です。

それを踏まえた上で、ザッと構築してみますね。

仮定として、一呼吸が一五秒（程度）、うつ伏せの受術者さんへの施術とします。

①序の段（全体を揺さぶる・ほぐす循気）

ⅰ　払肩撫背

ⅱ　全体・両足から双手巡回循気↓片回り四呼吸・逆回り四呼吸・二分

局の段（ケガ・疾患など局所への非定型の対処。ここではケガ一ヶ所と仮定）

患部・両側から双手巡回循気↓片回り二呼吸・逆回り二呼吸・一分

・単波汎湛響↓二呼吸・三〇秒

・両側から双手巡回循気↓片回り二呼吸・逆回り二呼吸・一分

②破の段（受術者さんの横にまわって。より狭い範囲・局所への定型の循気）

iii 腰・左右から双手巡回循気↓片回り四呼吸・逆回り四呼吸・二分

iv 仙骨（骨盤の中央）・単波汎湛響↓二呼吸・三〇秒

v 盆の窪（首と頭の接合点）・単波汎湛響↓二呼吸・三〇秒

vi 仙骨～盆の窪・背骨にそって双手巡回循気↓片回り四呼吸・逆回り四呼吸・二分

③急の段（全体をならす・状態均一化する循気）

vii 全体・両足から双手巡回循気↓片回り四呼吸・逆回り四呼吸・二分

viii 払肩撫背

いかがでしょう？ ①②③の三段構成のみで払肩撫背や移動を含めて一〇分ほど、局の段も含めたら一三分ほど。より回数が多い、呼吸が長い、頭部など別の焦点部位を加えるとしたら施術も長くなります。ジン下膨張波や双指巡回循気を加えることもあるでしょう（ちなみに単波汎湛響を両手で同時におこなう**双波汎湛響**もできます）。

いずれにしても、一〇分ぐらいおこなうとしたら受術者さんにとっても実感のある受術体験になるはずです。

【実技の座学】触れるか触れないか

循気掌は、触れてではもちろん、触れずにかざすかたちでもできます。始めのうちは触れての施術に慣れる、それから触れない（数～一〇cmほど離す）かたちも試していく、触れないことも普通になっていく、という流れでの習得がオススメです。

気功術の先生には、まったく触れない流儀の方も少なくないはずです。私は、どちらでもよい、と同時に、受術者さんの体勢（うつ伏せ・仰向けなど）によって触れる・触れないが変わるのは面倒なので、受術者さんの横にまわる「破の段」ではまったく触れないことを常としています。

両足から全体にめぐらせる「序の段」と「急の段」では、触れておこなう・触れずにおこなう、どちらもあります。それぞれ利点があるのです。

気を感じたことがない方や、気功術系の施術を受けたことがない方なら、まずもって「触れて」の施術です。触れていることで、受術者さんの「いま施術を受けてるんだ」という**納得の感覚を助ける**からです。また「触れないで本当にできるのかな」と思ってしまうなど、**余計にアタマが使われる・気になる要素を避ける**ことにもなります。その後、私からの受術が二回め・三回めと重なると「今回は触れないでやってみましょうか」と言ったりします。

「触れず」の施術での利点は、**受術者さんがより自由に反応できる**ことです。触れているなら、どんなにかすかではあっても受術者さんの心頭に「接触の体性感覚」が持続していることになります。その分だけ意識が今ある「この空間・世界・領域」に縛られているのです（よくもわるくも）。その縛りがない・より解放されている状態では、さらに深い体感や反応、思いがけない体験が許されることになります。

とはいえ、触れられていること、とくに足に触れられていることで、安心感であったり、とても幸せな感覚をもってくださる方もいます。またそれと似て、触れられていないことで、気が流れる気持ちよさは変わらないけれど触れられている気持ちよさはない、という方もいます。

触れる触れぬは、とくに気にせず場合に応じてどちらでも、と考えていればよいでしょう。

【実技の座学】施術時もろもろQ&A

最後に、生徒さんからいただくご質問と、私からの回答をいくつかご紹介します。

Q：施術中は唱文を唱えるべきですか？　循技名を暗記するのは必須ですか？

A：中級以降はもっと循技がでてきますよ（笑）。それ自体は楽しみにしていていただきたいところで、唱文や循技名を暗記することと・心で唱えることとは決まりではありませんし必須でもありません。循技に含まれる気のめぐり方が明確に設定されていればよく、それがされているなら言葉は要りませんね。ですが実際問題として、私としては「なにかしら唱える」ことを大いにオススメします。

ご自分なりの唱文をもつのもよいこと。循技名も同じで、設定内容がちゃんと込められているのであれば、例えば「ぶるぶる～」と唱文したってよいのです。

「循技名を自分なりにアレンジしようとしたけれど、なんだかんだ元々の循技名がシックリしてよい」などの嬉しいお声もいただきます。循技名は、設定内容がよく描写されていること、流れ・調べが滑らかで音声にしやすいこと、などの点を考慮しつつ決められています。

あとそう、ご自分のオリジナル循技を発想したら、ぜひイカした名前をつけてあげてくださいね。

Q：呼吸は長いほうがよいですか？

A：基本どおり、ゆっくりと空気をカラダに入りこませてあげる呼吸がよいです。気勢は吸気をおうように増しますが、呼吸凪の時点ですでに増しはじめます。そこから、最初はかすか～に・そしてゆっく～り、空気をカラダに入りこませてあげると、気勢の高い状態もそれだけ長くなります。私の呼吸はといいますと、循技にもよりますがだいたい一呼吸が一八〜二五秒ぐらい。大半は吸気で、呼気は数秒と短めです。

なんにしても、無理はしないこと。ご自分のやりやすい呼吸ペースがいちばんです。吸うことばかり意識して、循気の態勢（首スッ・きもちナデ肩）が崩れないようにしましょう。

Q：同じ体勢でいると肩が疲れたりします。どうするのがよいでしょうか？

A：お気楽でいにくい状態も、きもちナデ肩が崩れるのも、避けたいところですね。私は、床上での施術なら、半跏趺坐を基本とし、受術者さんの横にまわるときは片脚を折り横にむけて寝かせる立膝が多いです。

立膝では立ち足のカカトを寝足の土踏まずに乗せると自然と前傾になり、受術者さんにかぶさる態勢でいるのがラクで、腕を上げ伸ばして維持する必要もほぼありません。

それでも肩が疲れてくる場合は、例えば三角筋に感じるしんどさを肩甲骨に移動する、なんてことも

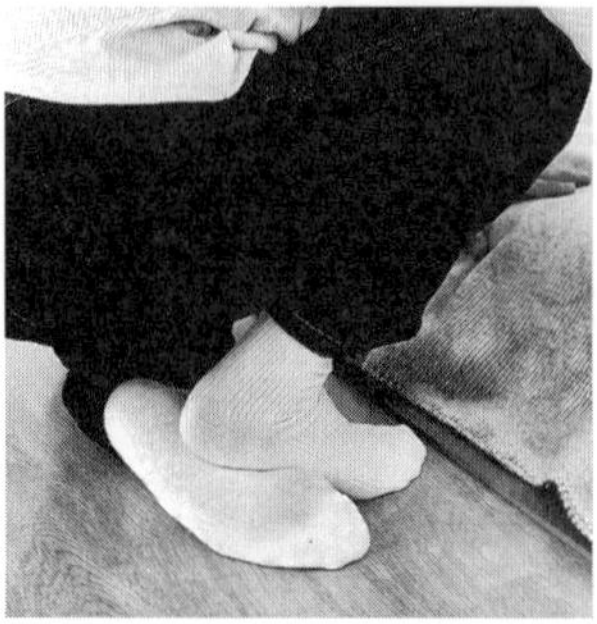

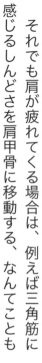

します。

腰が疲れるときなども、しんどさを下半身に移動して受け持たせ「分断」し、上半身はラクな状態に維持する、とすることもあります。ですが、長くそうしていることはまずありません。静かに、座り方を変える・位置を調整するなど態勢を変えることがほとんどです。

ちなみに、**手や腕**をヒザなどに休めるように乗せていると、態勢の均一状態が崩れ、気の流れを妨げてしまいます。**ちゃんと浮かせていることが大切**ですし、そのほうが**自分もラク**です。かすかに触れているだけ・ほぼ浮かせているぐらいなら問題ありません。

Q：人によって気の流れる速さに違いがありますか？

A：ありますす。とてもおもしろいです。人によっても、その人の状態によってもあるものでしょう。ゆっくりジワジワ伝わるように流れていく方もいれば、ヒュンと反応するように速く流れる方もいます。ほとばしるような流れ、速いとも遅いともとれない滑らかさを感じさせる流れ、色をともなって感じる流れ、など。

速さほかこれらの流れ方の違いには、よいもわるいもありません。人それぞれの根本的なリズムや性質の現れなのでしょう。

今日のオマケ

人体の骨格図と解剖図

インターネットで検索・厳選（笑）！
ご活用くださいませ。

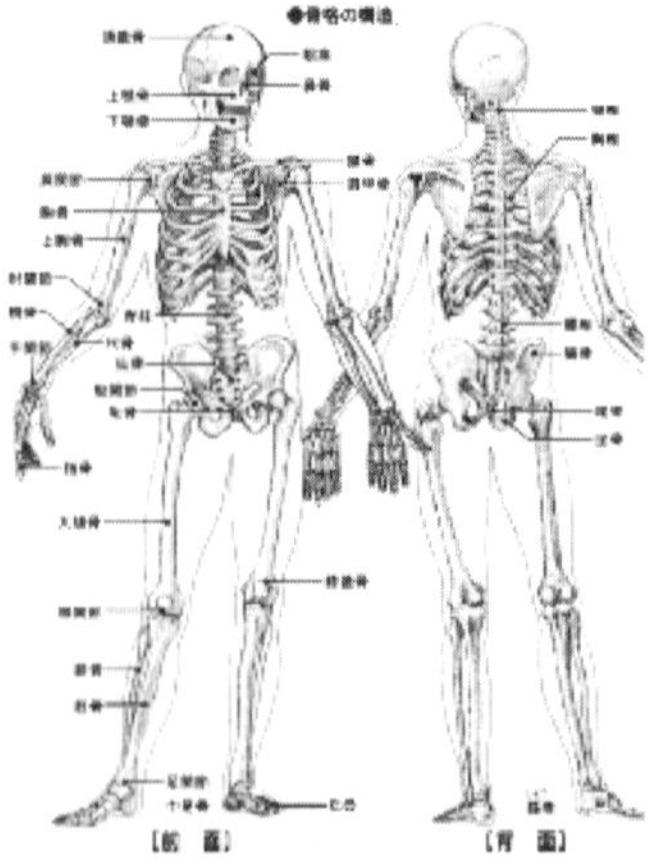

骨格図

https://medical.jiji.com/medical/003-0012-13 から拝借

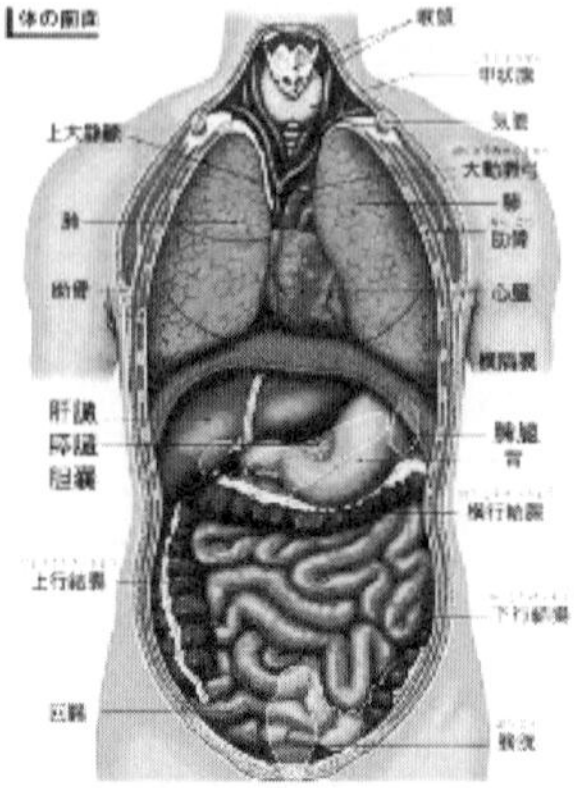

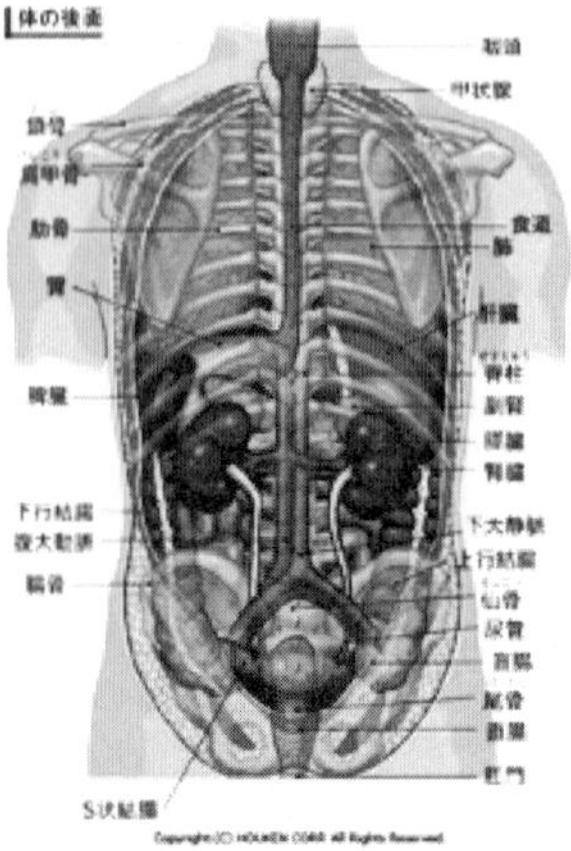

解剖図

http://gazoo.com/my/sites/0001459233/muneka/Lists/Posts/Post.aspx?ID=479 から拝借

寧寿屋　循経行気研究会

ごあいさつ

本書を最後までご一緒いただいたことに、心から感謝を申し上げます。

『循気と循気掌』の初級コースはいかがだったでしょうか？　座学の内容が思いのほか多かったかも知れません。それも有益なものであったことを願いますし、循気・循気掌が大きく枝葉を広げていくことを可能にする根っこなのだとご理解されることを願っています。方式あり再現性をもつ術という術すべてに通ずることです。

分かりやすい例として武術をみますと、まず入門して、初伝・中伝・皆伝と進んでいき、ついには奥義をえるに至ります。ですが奥義は、ずっとあなたと一緒に在るのです。すべてはその現れ・展開・枝葉であって、それらを消化するほど見える、全体を透徹することが解る、というだけのこと。初めに伝えられること、つまり初伝にこそ、奥義があります。それが本書からも見出されるとしたら嬉しいかぎりです。

また、本書の冒頭で申し上げましたとおり、気を科学的に理解し、かつ利用していることは、わたくしが思い描くみんなハッピーな社会の住人たちが必然的にもっている一側面です。となれば、あなたがその一側面を獲得したという事実は、それ自体で、私たち全体がまたひとつみんなハッピーな社会に近づいたことをも意味します。社会は私たちで構成され、私たちの有様がそのまま社会の有様だからです。ありがとうございます。

それから、この場を借りて謝辞を申し上げたく。わたくしは、物理学をはじめ科学の発展に貢献した古今東西の全ての方々に最高の敬意を表します。また気を見出し、気功術を創始し継承してきた全ての方々にも同じく敬意を表します。そして、これまでに循気および循気掌が進歩する糧となって下さった全ての方々、中でも体系化にあたり大きな契機となりご考案の循技を本書で紹介させて頂いてもいる新井恵美子さん、ならびに体系化初期のわたくしに本書でも講義させて頂いている重要な教えを賜られた重松昌二郎さんに、心から感謝を申し上げます。

なにはともあれ、お疲れさまでした！　初級での内容を身につけたあなたは立派な「気の使い手」です！

私もまだまだ深めていく過程にあります。一緒に研究していきましょう。よい気を大いにめぐらせて、みんなで、おたがい・いっしょに健康でいあいましょう！

二〇二四年　四月二九日　香取大志

循気と循気掌　全習得コース概要

循気・循気掌の理解と技能をさらに広げたい・深めたいという方は、ぜひ寧寿屋・循練行気研究会にご連絡ください。本書のご感想も大歓迎です！

Ｅメールで：nesuya.jrg@gmail.com まで。

本書をお読みになって初級の内容を体得された方は、かるい試験を含む講義一回をもって修了証書を発行し、中級コースに進んでいただけます。

全コースを通して授業は一回三時間、座学と実技があります。

＊**初級**～ 気の使い手になる

① 気の理論／循気の実践

② 設定について／循気の応用

③ 施術について／循気掌の基礎

＊本書で取り扱っている内容すべてを対象範囲とします。

中級以降のコース概要は以下のとおりです。

中級～ 循気掌を応用する
①三体（意識体・精神体・具身体）について／いくつかの循技
②チャクラについて／いくつかの循技
③健康・細胞について／いくつかの循技

上級～ 循気掌を拡張する
①色と音について／いくつかの循技
②脳と神経について／いくつかの循技
③遠隔施術について／いくつかの循技

特級～ 学派の世界観を適用する
①宇宙解釈について／いくつかの循技
②時間解釈について／いくつかの循技
③次元解釈について／いくつかの循技

循練行気　各科目　習得コース紹介

授業時間はすべて一回三時間

循気と循気学

四コース（初級・中級・上級・特級）　各コース三回（全一二回）

健康の維持と促進は分子領域から！　心身を浄整・最適化してくれる気功術をマスターしましょう！　理論などの座学もふんだんにまじえて、まずは自分に気をめぐらせる循気、それから他の方々に施術する循気掌を、身につけ、深めます。オンラインよりも実地対面での受講がおすすめです。

練気とGHENKI

四コース（初級・中級・上級・特級）　各コース三回（全一二回）

心身を練成、つよく・きれいなカラダをつくる！　循気との対極をなす練気と、その拡張であるフィットネス術GHENKIで、日々を快活にしながら美しさと強靭さを高めていきましょう！　三元（よい姿勢・よい呼吸・よい意識）、そしてGHENKI独自の応用アイソメトリクス運動法を紹介し、日常生活に支障なく染み込ませていく法をご指導します。

＊行気と不食常　一コース（全四回）

陰陽和合。自分とひとつに・全てとひとつに。太極である宇宙は陰陽に発現し、あざなえる縄のごとく、連綿と物語をおりなしています。すべては単純に始まり単純に帰す、循気と練気をひとつに統合した行気で、さらに宇宙にとけこみ、さらに自分に気づいていきましょう。また、食べてもいいし食べなくてもいい、摂取排泄の第四形態を発動させる不食常を講義します。

＊循気と循気掌、練気とＧＨＥＮＫＩ、両科目の初級コース以上を修了された方を対象とします。

お申込み・お問合せ・講演等のご依頼・教材ほか関連製品の販売代行のお申し出は、寧寿屋・循練行気研究会までご連絡ください。

Ｅメールにて nesuya.jrg @ gmail.com へお願いいたします。

参考文献

アインシュタインTV1　フジテレビ編　双葉社
The Elegant Universe　Brian Greene　W. W. Norton & Company
【図解】電波のしくみ　谷腰欽次　日本実業出版社
面白くて眠れなくなる素粒子　竹内薫　PHP研究所
相対性理論を楽しむ本　佐藤勝彦　PHP研究所
「量子論」を楽しむ本　佐藤勝彦　PHP研究所
電磁気学とは何か　和田正信　裳華房
最速最短！量子論　吉田信夫 監修　絶牙 作画　ONE PUBLISHING
最強に面白い!! 超ひも理論　NEWTON PRESS
$E=M^2C$のからくり　山田克哉　講談社ブルーバックス
量子力学の多世界解釈　和田純夫　講談社ブルーバックス
宇宙は「もつれ」でできている　ルイーザ・ギルダー 著　山田克哉監 訳　窪田恭子 訳　講談社ブルーバックス
まんが 人体の不思議　茨木保　ちくま書房
呼吸の科学　石田浩司　講談社ブルーバックス
痛覚のふしぎ　伊藤誠二　講談社ブルーバックス
「幸せ脳」は自分でつくる　久恒辰博　講談社
脳科学の教科書 神経編　理化学研究所 脳科学総合研究センター 編　岩波ジュニア新書
脳科学の教科書 こころ編　理化学研究所 脳科学総合研究センター 編　岩波ジュニア新書
ニューロンで心をさぐる　櫻井芳雄　岩波書店
考える細胞ニューロン　櫻井芳雄　講談社選書メチエ
心はどこまで脳にあるか　大谷悟　海鳴社
トコトンやさしい エントロピーの本　石原顕光　日刊工業新聞社
他インターネットソース多数

循練行気の一

循気と循気学　入門・初級編

発　行　日　2024 年 6 月 30 日　初版第 1 刷発行
著　　　者　香取大志
発　売　元　株式会社 星雲社（共同出版社・流通責任出版社）
〒 112-0005
東京都文京区水道 1-3-30
TEL03-3868-3275　FAX03-3868-6588
発　行　所　銀河書籍
〒 590-0965
大阪府堺市堺区南旅篭町東 4-1-1
TEL 072-350-3866　FAX 072-350-3083
印　刷　所　有限会社ニシダ印刷製本

ISBN978-4-434-34146-5　C0042